精进

——活出你的超然境界

刘丰 著

华龄出版社
HUALING PRESS

图书在版编目（CIP）数据

精进：活出你的超然境界 / 刘丰著. -- 北京：华龄出版社，2023.7（2025.2重印）

ISBN 978-7-5169-2569-0

Ⅰ.①精… Ⅱ.①刘… Ⅲ.①心理健康—普及读物 Ⅳ.①R395.6-49

中国国家版本馆CIP数据核字（2023）第113788号

责任印制	李未圻	责任编辑	郑 雍	装帧设计	瞿中华

书 名	精进：活出你的超然境界	作 者	刘 丰
出 版 发 行	华龄出版社 HUALING PRESS		
社 址	北京市东城区安定门外大街甲57号	邮 编	100011
发 行	（010）58122255	传 真	（010）84049572
承 印	三河市万龙印装有限公司		
版 次	2023年8月第1版	印 次	2025年2月第2次印刷
规 格	787mm×1092mm	开 本	1/32
印 张	7.75	字 数	120千字
书 号	ISBN 978-7-5169-2569-0		
定 价	79.00元		

版权所有　侵权必究

本书如有破损、缺页、装订错误，请与本社联系调换

目 录

序 言　人类面临的全新机遇与挑战　　001

第一部分　以科学语境的金钥匙打开人类智慧系统的顶层天窗

第一讲　什么是宇宙全息系统　003

我们在现实中汲汲营营地追逐的所有的东西,我们内在本来都有,我们完全可以通过内在把它呈现出来,投射出来。

第二讲　智联网　017

如果把宇宙全息系统理论进一步在空间上展开表达的话,它分成两部分,在高维的部分,我们把它叫智联网系统,它是可以和人类的所有智慧系统关联的。

第三讲　惠联网　029

当我们了解到惠联网的呈现给我们人类现实的所有存在,在横向给了一个解释,然后智联网又给我们一个纵向的解读,这样的话我们能够通透地了解整个宇宙空间的纵横能量关系。

037 第四讲
东方智慧中天人合一的宇宙观

东方智慧的精髓在于纵观天、地、人，就是发展出了纵向的时空宇宙能量关系。建构天人合一的整体宇宙观，才是我们与整个宇宙关系的最完整的表达。

053 第五讲
科学语境下的生命智慧与生命科学

我是谁？我从哪里来？我要到哪里去？这是我们经常遇到的人生问题。借用科学语境来描述生命智慧、生命意义和生命的来龙去脉的话，不难得出一个非常简单的结论：生命源于高维空间。

第二部分 科学语境下的入世心法

071 第一讲
心理与健康

在谈到意识能量驾驭物质能量里会用到一个非常重要的概念，意识能量的共振纯度。当高纯度的意识能量呈现时，会对整个时空能量，特别是对显性能量之间的调制作用是难以想象的。

第二讲 超越恐惧 095

在整个的人类智慧系统不会鼓励人们去选择死亡。因为在真正的生命过程，生命是一个升级考场，如果你轻易地放弃考试，这不是真正智慧的选择。

第三讲 亲情与内在困惑 125

所有的亲情和我们内在的各种困惑，本质都是我们得智慧的机缘，我们就是要来转化这个缘，转化成跟我们内在终极智慧关联的机缘。

第四讲 黄金十年，重新出发 135

到了退休这个阶段，要真正地开始圆满生命，开始修短板，开始真正读懂我们的过去在物质世界的奋斗之中在哪些点上实际在障碍着我们的圆满？这是非常重要的一个警示。

第三部分　科学语境下的文化探源

157　第一讲
中华神话的高维境界

163　第二讲
中医的东方思维

169　第三讲
探索生命教育的本质

195　第四讲
打造智慧幸福型企业

201　第五讲
全息农法

209　第六讲
大公益时代的来临

215　后　记　永远不会退休的人

218　附　录　共同精进——跟随刘丰老师学习及生活实践分享

231　感恩鸣谢

序言　人类面临的全新机遇与挑战

在很多人眼里，新冠肺炎是一次瘟疫，一次磨难。其实从 2012 年以后，整个三维世界的能量结构的转化都非常的迅速，每一天的提升速度是以往难以想象的，而每一天的衰落速度也是同样难以想象的。它的背后实际就四个字——道劫并降，也就是我们内在的觉醒和我们面对的生命功课同时出现了。

升级考场 or 淘汰考场

当一个人所面临的世界是相对独立稳定的时候，就很难在中间状态下产生一种迅速的觉醒。现在，处在中间状态若即若离、患得患失的这一部分生命，正在面对非常深刻的生命挑战，所以这道题你必须得做，你必须上考场。

当挑战来临，我们如何看待这个考场？如果你把它当成一个升级考场，你会迅速启动内在力量来应对挑战！

这种内在能量的启动，会给生命本身带来全然不一样的状态。

我们的内在共同投影出了让我们猛然醒来的世界。借这个时空点，让每一个生命开始真正的内化，开始跟自己本自具足的能量进行有效的联结。从时空能量的趋势上，找到自己每个当下的定位，使我们自己在每个当下的生命状态持续提升。

觉，珍惜每一个当下的呈现

在疫情这个时间点之前，我们在三维空间的繁荣处在持续上升的状态，但是它的基础比较薄弱，因为建构在人类集体的欲望上和对三维空间的执着上，它是无本之木，无根之草。

越来越多的生命想在三维的执着中解脱出来，这里面确实有难度，为什么？因为我们对三维的执着是与生俱来的。我们之所以能够投影成人，投影成我们现在这种生命状态，恰好是因为我们自己内在的三维认知构成的。

我们通过外像的呈现来帮助我们觉察认知，通过颠覆认知超越三维的障碍，进入我们内在觉醒的状态，当下跟内在的高维关联。觉,珍惜每一个当下的呈现,就能发现并读懂每一个当下的应用题。

无分别的圆满是生命的归属

大起大落的状态,都是在提醒我们要迅速觉察题目是什么。人类面临的升级挑战,其实不只是"病毒"。贪、嗔、痴这些心毒幻化的所有劫难,正以前所未有的密度立体呈现在人类的面前。

读懂、读透题目,是对生命根本意义的彻底领悟,而且让它发生在自己的每一个当下,知道无分别的圆满是生命的真正归属。

道劫并降是在每时每刻,精进也是在每一个当下。我们内在的觉醒,和我们在现实中面临的考题,是同时出现的。你觉醒到什么程度,这个考题就出现到什么境界。觉悟的人会在所有的事情里面开始读懂这些题目,不知不觉的人往往需要题目不断地进行强化。

道劫并降,这个劫难根本不是什么坏事,它恰好让我们生命觉醒,让我们进入更自由的生命状态。

人类未来的希望到底在哪儿?那就是和谐共生,是人类命运共同体,人类将进一步走向"和"的境界。人类在未来的生命体里面,不会执着于任何一种已经创生的存在。而人们会在持续的生命经历中,从无形的空间自然去下载和创造那些能够验证我们本自具足的生命体验。

选择利益众生的公共服务

在三维的价值观里边,我们同样在选择,我们是积累丰厚的物质财富,还是把所有的能量转化为对彼此的公共服务,对彼此的付出。

未来的公益是什么?是公共受益。它并不仅仅是单向能量的付出,它还是一个所有的存在在系统里面,大家共同付出,共同受益。

在无条件付出的当下,感受到生命巨大的喜悦和自在。建构起这种认知系统的话,你就会投影出周围的人都在付出。我们看到所有贪婪的人,都是我们自己内在的有限认知投影出来的像,在提醒我们:无休止的贪婪和欲望带来的,实际是我们自己的烦恼和纠结;而无条件付出带来的,是我们自己内在的喜悦和自在。所以这样的指令转换会让这个世界产生根本的变化。

趋利避害,这个"利"不是利益的利,这个"利"是有利于整个生命的高维能量和三维能量一体化的和谐共生,也有利于整个人类共同进入和谐共生。人类命运共同体的建构,是每一个生命都受益的。所以我们趋的利是利益众生的利;避害是规避掉所有对我们生命的这种伤害,对我们慧命的伤害,对我们因欲望而产生的彼此的争斗,避免贪、嗔、痴给我们生命带来的负面影响。

第一部分

以科学语境的金钥匙
打开人类智慧系统的
顶层天窗

什么是宇宙全息系统

第一讲

在这一主题下我们一共有四部分的表达：建立在 N 维（N 趋于无穷大）宇宙格局上的空间描述系统，它在"至简心法"里用了一句话，叫"起心 N 维在无穷"；建立在至简能量波（正弦波）基础上的存在描述系统，即"存在至简正弦涌"；建立在投射原理上的空间与存在的共享描述系统，即"一切呈现投影重"；建立在零维（其小无内）基础上的空间与存在描述系统，即"零维全息万有中"。

起心 N 维在无穷

首先，起心 N 维（N 趋于无穷大）指的是什么呢？它指的就是我们设定的整个宇宙空间的格局。我们东方智慧对此有一个非常精辟而精彩的表达就是"心即宇宙，宇宙即心"。但这样的表达对三维空间的人来讲，通常就只是一个说法而已，是没有更多的机会去验证的。但是这个说法自古以来在人类的各种智慧系统里边都有，存在不同的表达形式。

为什么把它放在最重要的一开始呢？因为在整个宇宙全息理论系统里边，我们本着两个重要的概念，就是紧紧围绕空间和存在。人类描述空间的系统有无穷多个，在不同的宗教系统里面对空间的描述，选用不同的名词、名相和逻辑关系。所有的系统描述的空间本来是一个完整的整体，只是不同的人对空间的理解和认知层次不同，因而描述不同。

在三维空间里面的人对空间的理解是建立在我们的眼、耳、鼻、舌、身的基础上的，特别是在我们的眼睛和耳朵的功能上。现代科学家对于宇宙空间的表达，越来越超越我们一般人的这种感知的能力了。现代人对宇宙空间的表达用到了一个新的尺度叫光年，也就是光在宇宙真空中沿直线传播了一年的距离。现在我们描述系统里有"上百光年"这样的表达，那已经不是我们人类一个人的一生能够企及的，但是我们人类依然能够在三维空间里针对无穷尽的空间去延展对它的探索以及表达的可能性。

这个表达跟人类对整体空间的智慧表达之间，似乎总是有那么一点关联不上。这是什么问题呢？就是人类各个智慧系统对空间的表达超越了我们的感官系统、感知系统、三维意识系统对它的理解。用什么样的逻辑去表达，能够让我们在整个逻辑上更理性地去理解，或者辅助我们去理解这个空间表达的一种完备属性呢？

在这个宇宙全息系统里面，我们选择了一个科学语境的系统，在这个科学语境系统里面，对空间的表达也有很多种，即便是在数学里面也有对空间的不同表达，比如包括线性几何空间、极坐标空间、球坐标空间等，到了高等数学里面还有拓扑空间系统，等等。每一种表达都有它自己的特色，同时它们也有着内在的一种关联，我们经常做一些空间切换的研究，不同的空间转换，它们之间有着必然的转换规律。空间的表达有无穷多种，只是我们只掌握了极少的对一些空间的表达，即便是极少，但在我们现实中的呈现，也是非常复杂的了。

怎么找到这些空间之间的关联，这是对我们圆满人类整体意识的一个挑战。我们一开始就把在三维空间的极致的逻辑表达呈现出来了。虽然三维空间的人的意识在三维空间，但建构起来的逻辑关系是突破三维的。我们借用线性几何空间、零维到 N 维（N 趋于无穷大），这是我们在学习线性几何，学习极限理论把它合在一起考虑的。

学过算术、代数、几何以后，我们建立起了一个公共知识系统，这个公共知识系统到目前来说是这个世界上描述空间的最普适的系统。所有人都基本学过算术，学过代数，学过几何，在表层逻辑上对它的认知基本上是确认了的。这个逻辑是建构在同一个逻辑架构里面的，从逻辑上对它的证明，跟我们自己的实践是可以紧密关联的。起心N维在无穷（N趋于无穷大），这就是我们对空间的描述。

在这个空间的描述里面，恰好是借用了线性几何的概念，从零维到N维（N趋于无穷大），零维就是一个其小无内的质点，它不占任何空间，可以永远地小下去，这就是零维的属性。N维（N趋于无穷大）也很简单，每多一维仅仅是多一个变量而已，这给我们提供了一个非常简单的逻辑。对于高维的解题，我们完全可以通过一个线性的逻辑，从上往下通过公式相减，把它简化成低维的问题，简化成算术类的问题，我们就好解了。我们解三元一次方程就是这么来的，通过公式相减，减掉一个变量变成二元一次方程，二元一次方程再减掉一个变量变成一元一次方程。

这种纵向的逻辑关系，减掉变量它是完成了降维，因为变量的数就是维度，一个变量数就代表一维，两个变量数代表二维。抽象地把它表达成代数的时候，我们就很容易理解了，一维是一条线，是一个变量，就是X轴，就是数轴。当两个数轴在一起就有两个变量，就是X、Y，这样我们就知道几何跟代数之间的这种对应关系，实际上是非常严谨的。三个变量X、Y、Z，长、宽、高三个方向，我们人就是生活在这种三维认知的空间状态里的，后面我们会说到人并不局限于三维，人超越三维的部分，相比三维部分的信息量要大得多，只是我们习惯在三维认知状态里面而不自觉，我们封闭了自己的高维智慧空间。

这样我们就借用了科学语境的系统描述了整个宇宙空间的特征，大家注意，我一再强调它是一个借用，因为什么呢？因为每一个智慧系统都可以跟整个圆满的宇宙完美地融合，这叫法法通道，术术含道。

存在至简正弦涌

什么是道？N维（N趋于无穷大）的宇宙智慧。

我们在三维空间看到的所有的信息的显化，用我们最熟悉的两个字表述就是"知识"。知识代表着一种信息的表达，从一个单一的信息到信息复杂叠加形成的这种信息表达，给了我们对一切存在的一个描述。这就是我们讲到的第二部分内容，建立在至简能量波也就是正弦波基础上的存在描述系统，叫存在至简正弦涌。

当我们描述完空间以后，我们再问这空间里有什么？放眼看过去，我们周围这个空间里有各种各样的存在，我们打开窗户看外面发现有更丰富的存在。当我们跳出都市环境，走到郊野，登上山顶，我们看到的存在更丰盛了。当我们坐上飞机从上往下俯瞰这些存在的时候，这些存在的信息量和它存在的复杂度就呈现得更加的丰盛。而当我们坐上太空船离开地球的时候，我们发现地球这么丰盛的存在，它渐行渐远，变成一个小球，而这时我们看到的存在是在太阳系空间里面的几大行星，包括土星、火星等。当我们再继续奔向银河系以外，这时我们发现太阳系也会变得越来越渺小。

在网络上有类似的一些视频，会帮助我们看到随着我们在空间里面格局的放大，我们看到的空间越来越丰盛。而我们曾经以为很丰富的东西，在更大的格局里面变得越来越模糊，甚至越来越没有我们以为的那种意义了。这一切的存在，我们可以通过不同的学科去描述，通过物理的、化学的、生物的、天文的、地理的等等，甚至包括经济的、社会的、政治的，都面临各种各样的有形和无形的存在。

当年钱学森先生在研究生命科学的时候，致力于研究这种复杂巨系统。这些存在是一个巨大的复杂系统，而要把它研究透，需要研究到巨大的复杂系统之间彼此关联，需要在更大的空间格局里面去建构这种复杂系统。这个方面的研究在我们人类的近代面临的挑战越来越大。

当然了，我们在这个里面也会逐步地形成对复杂巨系统的一些相对简单的描述方式，比如通过黑匣子的这种逻辑，在这个层面，只研究输入输出，在下一个层面研究更小范畴的输入输出，在更大的范畴里面研究更大范畴的输入输出，它能把一些局部相对的尺度格局进行一种简单化的描述。

随着科学技术的发展，我们人类在宏观的时空里面也在寻找着这些存在的共性。描述存在的共性，在宏观系统里面确实有很多方式，有很多逻辑，电脑给我们设定了一个基本的 0 与 1 的逻辑关系，通过 0 与 1 简单的逻辑关系，它能够跟我们现实中越来越多的存在进行关联，甚至它开始跟超现实的存在去关联了，这样我们和存在就有了更有效的关联体系，这也是我们人类在科技发展方面的努力，用至简的内在的规律去表达无限复杂的存在。

我们把这个事情再反过来,用反正的方法去寻找所有存在的共性,也是借用我们人类的科学语境、科学逻辑、科普的常识系统去了解这一部分的时候了,我们发现在所有存在的共性里面,它会变得越来越简单。所有存在的共性是分子;分子的共性是原子;原子的共性是原子核和电子;原子核的共性是质子和中子;质子的共性是中子和正电子。这样我们会发现,原来这么复杂的时空能量关系与存在关系,我们用这一个逻辑就能找到有形空间最简单的三个存在——中子、正电子和负电子,这也是有形空间的三生万物。也就告诉我们,我们用肉眼看到的这一切存在,它们的共性都是这三个东西的组合,或者我们就说它们是万物的存在。

这一下给了我们一个很大的启发,但是这并不够,还有一种不同的对存在的描述。现在科学家管它叫基本粒子。基本粒子共同属性在中间态上被理解为量子属性,所有的基本粒子都具备量子属性。

量子属性的共性是什么?是波粒二象性,象是结构。波粒二象就是它有两种能量结构的呈现,一种能量结构是粒子态的,而另外一种能量结构是波态的。粒子态和波态能量结构，它们的共性又是什么？什么时候粒子态？什么时候波态？

从我们学到的光的波动原理，即能量波的波动原理来说，我们知道有一个非常有意思的现象叫"干涉"。"干涉"是什么意思呢？就是能量波同频共振造成两个能量波对空间振动的这种呈现。局部相长、局部相消会形成干涉条纹。大家注意了，形成干涉条纹，就是一种能量结构，两个能量波共振叠加会形成空间的能量结构，这种能量结构就是粒子性的基础。而这个能量本身就是它的波态的本质。

所以不管粒子态，还是波态，它的背后全是能量波，而粒子态是波动相干所形成的能量结构。它形成的像就构成了"色"；它的相互作用构成了"受"；它的信息的叠加构成了"想"；它的运动产生的移动构成了"行"；它的信息的集结构成了"识"。所以"色、受、想、行、识"这"五蕴"指的就是能量结构的五种表达，它跟《心经》高度契合，叫"色不异空，空不异色，色即是空，空即是色""受不异空，空不异受，受即是空，空即是受""想不异空，空不异想，想即是空，空即是想"，"五蕴"都符合能量共振的显化的关系。

这样我们一下就知道，原来一切存在全是能量波！能量波也有不同的属性，它有正弦波，有梯形波，有三角波，有各种波形的正弦波。根据傅里叶变换，我们发现所有的复杂能量波都是由正弦波叠加而成的，它是最简单的存在。

正弦波是一切存在的唯一共性！我们在过去也专门讲到，正弦波在佛家就是"一念""一念一众生"，就是整个宇宙空间的一切存在，一切的呈现最初源于"一念"。道家管它叫"阴阳"，一阴一阳，正弦波用最简单的方式表达了阴阳的这种能量的属性和规律。

大家注意！它不仅仅是存在的一种表象，它还代表了存在的一个必然规律，就是正弦逻辑。这种建构起来的逻辑关系给了我们一个非常重要的启迪，它告诉我们，这个宇宙空间一切源于正弦波。

一切呈现投影重

第三部分是建立在投射原理上的空间与存在的综合性描述系统。原来我们是分开讲的，现在我们可以合起来讲就是投影关系。我们讲了降维就是投影，空间本身就是一个投影关系。存在是否也符合投影关系？也符合。因为一维的正弦波或简谐波是在数轴上传递的，它是一个纵波；二维是在一个面上的显化，它就相当于横波；到了三维，它最简单的运动方式就是螺旋。所以一维的纵波是二维的横波在这条线上的投射，二维的横波是三维的螺旋在面上的投射。像一根弹簧，把它投射到墙上，它就是一个正弦波而已。

不管从空间还是存在，都符合投射原理。投影是以像的形式表达，投射是以能量结构的形式来表达。投射的"相"是一个木字边，加一个眼目的目；投影的"像"是单立人加一个大象的"象"。这两个 XIANG 合在一起，都被东方智慧系统里边表达成大象的"象"。它既代表了外显，又代表了内隐，我们后面有探讨。一切呈现投影重，就是所有的呈现是投影的重叠，一维是二维的投影，二维是三维的投影，这种重重叠叠的投影，实现我们在现实中看到的一切的万事万物。

零维全息万有中

第四部分是建立在零维（其小无内）的基础上对空间

与存在的描述系统。它包括了空间与存在，零维全息万有中。零维代表了其小无内空间，但这里面它为什么又包含了所有的智慧，它为什么是全息的？这是因为一切存在是由最基本的波态属性决定的。

就是任何一个能量波是遍布整个宇宙空间的。这也是我们经常说的"起心动念惊动十方神刹"。刹，代表的是整个宇宙空间的能量结构，这句话就是讲起心动念会扰动整个宇宙空间的能量结构。这是很重要的，它就代表了能量波的这种属性。

当一个能量波遍布整个宇宙空间，零维这一个质点，所有能量波都会通过它，而每一个能量波通过它的时候，那个能量波所承载的振幅和频率，就跟这一个质点有关联了。这样我们就知道零维——这个空间其小无内的质点，它具足宇宙中的所有信息和它们的相互关系，这叫宇宙全息律，它是光学全息和生物全息的理论基础。它告诉我们任何局部都具有整个宇宙的全部信息，更别说每一个局部里面都有它更大的空间，局部里面的所有信息，甚至大到整个宇宙，这叫零维全息万有中。

它告诉我们一个非常重要的概念，我们每一个生命内在本自具足，我们内在具足圆满。一切智慧，一切存在，在我们的内在的能量结构里面都可以呈现。但是我们忽视了这一条，我们忘了这件事。我们在现实中汲汲营营地追逐的所有的东西，我们内在本来都有，我们完全可以通过内在把它呈现出来，投射出来。

智联网

第二讲

如果把宇宙全息系统理论进一步在空间上展开表达的话，它分成两部分，在高维的部分，我们把它叫智联网系统，它是可以和人类的所有智慧系统关联的。人类的智慧系统包括了所有的宗教、哲学、心理学和心灵学，以及新时代运动里面的各种流派，我们熟悉的儒、释、道的智慧系统也包括在其中，中华优秀传统文化背后的这种深层的底蕴也在其中。

高维不在别处

高维在什么地方呢？这是一个非常重要的问题，在现实中经常有人会问：我怎么去高维？这样我们就把高维当成了一个我们在三维空间能够理解的更高的一个空间层次，或者说是我们的身体可以到达的空间层次。要对高维有更正确的认知，就要弄明白另外一个问题，就是我们在三维空间的一切存在，包括我们身体的存在，它存在的机理到底是什么？

我们在学习科学技术的时候，学习到化学，有化学元素周期表，它告诉我们一切存在都是由这些基本元素构成的，这只是对有形空间物质存在的基本结构的最简单表达。

当继续往下分解的时候，发现每一种元素的属性跟中子、电子的组合是有关联的，最终分到更细小的、更精微的、更本质的关联，实际都是能量波。

构成能量波的一个唯一的共性元素，就是正弦波。正弦波的表达特别简单，它就是阴阳。我们在现实中所有的存在里面都有阴阳，我们所有的存在规律都符合阴阳规律，有阴必有阳，有阳必有阴。中国的古语有"孤阴不生，独阳不长"。什么叫"孤阴不生，独阳不长"呢？就是说没有一个单独的"阴"存在，也没有一个单独的"阳"存在，阴阳的存在一定是同时出现的。这就告诉我们整个宇宙本来就是能量状态非常平衡的，只要有一个偏性的出现，一定有一个跟它对应的相反的偏性呈现，就是这么简单。

这就是我们整个宇宙最基本的规律。在我们的三维空间里的存在，它就是能量波，而且在高维空间里面，同样也是能量波，只是它的自由度不一样，所谓自由度不一样，就是随着维度的升高，它的自由空间范畴越来越大。那么这种对存在的描述就引发了"高维在哪儿"的问题。

我们回到另外一个逻辑，所有存在的呈现都是投影。当知道所有存在的呈现都是投影的时候，就会在我们三维空间外部所有能看到的东西,都是投影出来的像,那投影源在哪儿呢?在我们内在。为什么?因为你外面找到的所有的东西都不是投影源,只要在外面能找到,它就不是投影源,它都是投影出来的像,所以投影源在内在,高维是在内在。

当真正理解"高维是在内在"这个概念的时候,回归内在才是回归高维,这里边就牵扯到智联网的"智"字,它代表的是智慧。智慧和知识有什么不同?通过"所有存在的呈现都是投影"的理论逻辑来看,投影源里的信息被称为智慧,投影出来的信息,呈现在某一个空间里面显化出来的信息叫知识,所以知识是智慧的投影,这样我们一下就能够理解知识和智慧的关系了。

智慧在最高的境界上是合一的

那智慧在哪儿呢?智慧一定是在高维,在投影源里面。投影源里的信息,我们用智慧来表达,智联网指的就是高维空间的所有智慧关联起来的一个系统。这些智慧显化出了三维的知识的形式,以文字的形式、图像的形式、声音的形式呈现在现实之中,但是它们的来源是高维空间。

智联网是建立在高维的逻辑系统里的，只是这个高维不是我们在三维空间能够想象出来的那个所谓高维，而是在我们自己的内在，它虽然有不同的呈现、不同的结构，但它在最高境界的那个地方是完全合一的。

在高维智慧系统里面，人类几千年走到今天，最大的问题是我们在强调它们的不同的方面下了太多的功夫了。当一个人通过打坐、冥想、练习瑜伽或太极等，进行高维实践，跟高维空间的能量调频成同频共振的时候，他是可以下载高维信息的，这样就构成了不同的教派和修炼法门。

这种高维智慧的呈现在我们时空里面，已经相当的复杂了，而且彼此之间强调各自的不同形成了一种常态。但是通过科学的语境来表达，我们发现它们的本质是相同的，不像我们以为的是水火不相容的。当我们借用同一个语境去表达它们的时候，发现在这个语境里面它们说到的最高境界，它的内涵是一样的。

比如说佛教智慧系统里面，其中把最高的境界叫无上正等正觉，什么是无上？只有 N 维（N 趋于无穷大）才能堪称无上。你到 N-1 维就变成无穷多个，而且 N-1 维的上面一定还有，当 N 不是在趋于无穷大这个方向的时候，它在任何一个空间的层次上都是有限的，它上面都还有，它都不符合无上，所以 N 维（N 趋于无穷大）符合无上这个描述。宇宙在这个境界上合一，所以它又叫"不二"。

在道家智慧系统里面，它讲到的最高境界称为无极，什么是无极？就是上面没有了，最高境界才能堪称无极。还是那句话，N 维（N 趋于无穷大），它指向的是最高的境界。

在基督教智慧系统里面，它的最高境界指的是上帝，是造物主，而且它是唯一的。这个属性我们去理解时也是只有 N 维（N 趋于无穷大）才是唯一的，到 N-1 维就有无穷多了，这符合基督教对神的表达。

人类的所有智慧系统，全是指向的 N 维（N 趋于无穷大），我们不去过多地举例。但是有的比如学佛的人，跟我说不对，佛教智慧里边已经告诉我们了，耶稣基督他是在什么年代，什么地方，他是一个菩萨，是怎么样怎么样……而且还考证他曾经在东方消失多少年，在东方学了这些东西。

现实的三维世界之中，每一个固定的宗教，它在描述另外一个宗教系统的时候，通常总是要把它放到自己的系统里当成一部分，变成自己系统的一个分支。如果是这样的话它并没有完全了解对方的系统直接通达到最高境界的部分到底是什么。恰好它所看到的只是它能够看到的那一小部分，而那一小部分就被界定在它的系统里面某一个中间层次上了。

如果一个人在某一个系统里通达到终极的时候，他发现原来大家都一样，这叫"一真一切真"，这是真正的"不二"。他也真正地体会到了真理是唯一的，在唯一的境界上是合一的。

这样的话我们就知道原来智联网系统能起到一个非常重要的作用，就是把人类的所有智慧系统关联起来了，关联起来有什么意义？它的意义就是消除我们在三维空间和低层次空间对人类各种智慧因为分别而产生的排斥，因为分别而浪费能量，在强调分别方面花太多的时间，那没有什么意义。因为大家的终极是相同的，只是在上山的半山腰上，你去说对方走的路通不到山顶，等等，没有用，互相谁也说服不了谁。

但当我们从山顶往下看，每一条路都通到山顶的时候，我们就知道每条路都有它自己存在的价值和意义。这就是我们自始至终秉持的核心理念——求同尊异,在一切存在里寻找相同的,尊重一切存在的时空合理性,尊重不同的呈现有它不同的时空意义。

我举一个特别简单的例子,我认为在所有人类的宗教智慧里面,他们的先哲都是接到了道的活水,接到了高维智慧的活水,他直接可以下载,瞬间下载。就像一个水龙头一打开,水马上出来,对应任何现实存在的人、事、物的时候,他应时应运,在当下就能说时空能量的关系,没有任何的障碍,这就是宗教先哲们,通悟了智慧的人的一种状态。他不需要旁征博引去寻找各种知识来证明,说出来就是。

他的弟子不一定打开了自己高维智慧的通道,但是师父的理念太重要了,来自高维的信息太重要了。所以这个活水就被他们赶紧拿缸接到了缸里面。大家注意!活水一到缸里就变成死水了。所以道是活水,活水它是无形的。而教是死水,呈现出来一个有形的状态。为了适应不同的口味,这个缸里加糖,那个缸里加盐,还拿去腌咸菜,等等,为什么呢?是因为现实中的人有不同的口味、不同的偏好,这就有了五花八门的宗教和教派,我们只是用能量的这种属性来表达一下，不存在对任何宗教的评判。

但是有一个概念，当我们把所有的这些缸拿来一加热的话，蒸馏出来的水都是相同的，而且是没有味道的。用这个例子来让我们去理解人类的所有的宗教，我们就很容易知道，在宗教系统里面相同的是道。

在所有智慧系统里面找共性

智联网系统恰好是能够让我们在所有的智慧系统里面求同尊异，找它们中间相同的部分。找到各个智慧系统相同的部分，它会天然地保证自己的认知不偏执，自己与所有智慧系统的能量关系是一种和谐平衡的状态，自己不会偏向任何一个方向，除非自己对某一个方向有所执着，就会往那个方向有所倾斜。当然这个时空里面还有一些跟它的能量关系正好是一个共轭关系，它会把自己再拉回来，自己要尊重这个过程，所以求同尊异是建构我们整个系统的一个核心的要点。

在这个逻辑上我们再去看智联网系统的功能，它是这个时代的需要。人类经过几千年走到今天，已经没有一个单一的宗教和意识形态可以统御整个人类了，我们可以找到所有智慧系统的共性,共同建构人类整个多元智慧系统的交响乐。交响乐尊重每一种乐器的存在,但它们在一起呈现出来的是非常和谐美好的共振状态。相信在人类的未来所有的智慧系统之间一定可以进入交响乐的境界。在人类越来越明确的集体觉醒面前,它们会打通彼此的壁垒。

我们现在的新人类,"90后""00后"里面有大量的孩子,他们没有这种强烈的宗教分别,他们是开放的。现实中也有越来越多的人,从宗教的分别、冲突、纠结中走出来了,从人类的各种宗教智慧里面吸取智慧营养,成为自己生命圆满与智慧圆满的助缘。

在这个系统里面,我们很自然地就建构了一套非常积极的沟通机制,这种沟通机制好用又有效。唯一挑战的是每一个生命自身的纵横开放的程度,每个生命自己内在的频宽是否足够的宽?自己的维度是否足够的高?

所有有形的存在、有形的系统,只要能说出来,都有它的局限。为什么很多人在不同的系统里争论的时候,会很容易进入悖论?这个悖论就是一种循环,怎么说都是在这个说法里面绕,在说法里面可以永远绕下去。

这时要问自己:他说的为什么对?他的逻辑怎么通

"道"？他不需要告诉我他的逻辑是怎么通道的。因为任何一种对道的领悟都是从自己内在找到的，他人给自己的答案都没有意义，只有你自己从内在找到的答案才真的有意义。

我们可以从所有的交流里面去悟，那个呈现在自己面前的局部系统表达，它背后跟道的关联。这样我们就知道在求同尊异的理念指导下，每一个生命他所面对的周围的一切全是自己悟道的功课。

为什么要领悟？是因为那是我们生命的去向。为什么我们要去高维？因为不同维度生命对它有不同层次的感受，随着维度提升，我们的感受越来越美妙，这是一种自然的趋向更自由、更美好的生命状态。生命存在的意义在于提升我们意识能量的维度。维度越高，我们的美感越强烈，我们的智慧能驾驭的空间领域就越广阔。而智联网系统让我们真正了解生命的意义，并发现人类所有的智慧都是来帮助我们实践生命意义的。

惠联网

第三讲

惠联网是以科学语境关联人类一切三维实践，它包括我们在三维空间里的生态、生命、文化、教育、健康、商业、金融，等等。在现实中所有的存在都是高维能量在这个空间投影出来的像，或投射出来的能量结构，当然它也存在不显现的部分，但是整个能量属性基本都是三维能量属性。

当我们在这个空间里面去看一切存在的关联的时候，它的关联呈现的是一种横向能量关系。一个能量波和两个能量波的叠加，构成了三维空间最简单的能量结构。三维空间里两个能量波干涉这个能量结构我们每个人都看不见，它是隐形的，它不显现。

能量怎么才能显现出来呢？这是观测者介入的时候，才有了显化。因为观测者渲染出的第三个能量波不一样。我们前面专门讲过，这个宇宙空间所有存在的基础是能量波同频共振，没有同频共振的两个能量，各走各的路，互不相干，什么都发生不了。观测者的一个简单的单一的能量波，我们把它叫"一念"，会渲染跟它同样同频的另外两个能量跟它一起共振，产生这样的能量共振，才能显现出来。

从这个逻辑我们就知道我们三维空间的一切存在的真正的能量关系，生态的关系、生命的关系、文化的关系、教育的关系等，只要发生的事物都跟这个逻辑有关。《易经》把我们整个宇宙空间的来龙去脉，三维空间存在的显化全都讲到了。我们拓展它的外延和提升它的格局以后，它就会形成纵横包容一切存在的一个时空描述。

当我们了解到惠联网的呈现给我们人类现实的所有存在，在横向给了一个解释，然后智联网又给我们一个纵向的解读，这样的话我们能够通透地了解整个宇宙空间的纵横能量关系。纵向就是东方道学智慧系统，道统文化里的核心，就是天、地、人的文化。伏羲文化最初所要表达的就是天、地、人的纵向能量关系。这就是从零维到N维（N趋于无穷大）。在中国的文字里面有一个字，表达了这个完整的空间概念，就是"太"字。"大"，就是N维（N趋于无穷大），其大无外；这一"、"就是零维，其小无内。

当我们把纵向能量看明白的时候，它就是从零维到N维（N趋于无穷大），是宇宙的一个多维的结构。在傅景华老师讲解的"中华真文"里用一个笔画代替了，也就是一个基本符，就是一竖"|"，这一竖叫通延，上通，通达到

N 维（N 趋于无穷大）；下延，延到当下。

对所有的存在用了一横表达，"一"它叫显现。所有的显现都因这一横而发生，这一横又叫"一画开天"。而这一横的发生是从一点起始的，这一点是零维，其小无内。当我们专注这一点的时候，一切都没有分别，所有智慧到这一点全部合一了，所有信息在这一点全部合一了。当有另外一个点出现的时候，就有了分别，只要有了分别就有了显化。这样就非常精彩地告诉了我们这个宇宙空间所有存在的基本特征。

乾道能量和坤德能量的交响

我们讲过纵向提升是乾道能量，它是"天行健，君子以自强不息"，"天行"就是去高维，"自强不息"，就是 N 维（N 趋于无穷大），叫修无止境。"地势坤，君子以厚德载物"，指的是高维能量和三维能量高度和谐于当下，也就是意识能量和物质能量高度和谐于当下。这个在当下的和谐是为纵向提升创造充分且必要条件，这是坤德能量。

乾道和坤德是东方智慧的精髓。智联网和惠联网表达的就是乾坤能量的属性，这两部分能量构成了对我们宇宙空间整体能量结构的一个最简单的描述，这种描述把宇宙的纵横能量关系表达得非常清楚。

我们大部分三维的人把生命看成是从生到死的过程，这是把时间当成常量的格局下看到的生命现象。当进入更高维度，时间是变量的时候，那个生命现象跟三维感知到的生命现象已经完全不一样了，他完全超越我们三维人理解的生死，而且在不同的维度、不同的境界上，他的生命能量状态绝对是不一样的。

在我们的不同的文化背景里，对那些在不同的维度上的生命的描述，用神、仙、菩萨等来表达，也用鬼、怪、妖去表达，它们的区别是什么呢？前者是正向提升维度，而且持续以纵向提升作为他们生命的意义。虽然他们也可能执迷在中间某些层次，即使执迷在这些层次，也不是把能量指向降维的方向，一定是以升维的方向作为他的诉求。所谓的魔与邪，它会执着在某一个中间层次上，上不去。上不去了以后，那个中间层次能量从对不同人的影响就会成为障碍，那就是所谓的心魔，等等。在人类的整个文化系里面，都对不同层次的生命有不同类型的描述，所以生命的涵盖也是多层次、多维度的。

人类对"文化"的理解有各种各样的解释，从能量关系以及宇宙存在的格局来解释，文就是能量干涉形成的空间结构，简单说就是以干涉条纹的形式呈现的能量信息的集合，而这个能量结构投影到三维现实呈现出来的像，叫"化"。

文化是什么？文化是高维系统能量结构投影到三维空间的化现，这叫文化。文明是什么呢？是形成这个能量结构所在的维度。文明程度指的是境界，不是指在这个空间里的繁荣程度。我们很多人误解，以为建构人类文明的高度是以人类的物质发展作为目标的。实际上文明的高度取决于人的集体意识能量所达到的高度，意识能量越高，境界越高，创化出来的生命的呈现就越美好。意识能量越低，创化出来的生命状态就越局限，越受限。

受限是什么？受限就是桎梏。对于高维来讲，低维是桎梏，而且是意识能量的桎梏，从更高的一个时空格局里面看，三维的人全在一个自我意识创造的桎梏里面。

提升生命的维度，就是提升文明的程度，这叫"大学之道，在明明德"。"明"是破除无明，无明是什么？就是我们的认知障碍，自己的认知在哪个境界，就只能渲染出哪个境界的生命存在状态。如果自己的认知是建构在一个蚂蚁的格局,即二维格局上的时候,就只能投影出蚂蚁的生存状态。每一个状态对不同的人来讲,即使都是在三维,但内在的比例关系不同的话,生命状态也会完全不同,在后面我们会专门讲到。

　　智联网和惠联网是对整个宇宙存在关系的至简描述,为我们人类未来形成人类多元文化、多元文明的和谐交响的存在创造了一个理论基础。未来的人类文明一定是万家合鸣,你听到的、看到的会是交响乐,它是文明高度和谐的一种呈现,所有时空的存在都会得到尊重。

第四讲 东方智慧中天人合一的宇宙观

东方智慧的精髓在于纵观天、地、人，就是发展出了纵向的时空宇宙能量关系。在伏羲时期，早期的东方智慧都是贯通天地、贯通高维和三维的。先哲们在那个时代大量地出现了直接跟高维关联的生命状态，他们研究提出来的整个体系是纵向发展的。后来的三维人在考古的过程中能够读到的只是极少的一部分在三维空间显现的信息。它更丰富的内涵是在高维智慧部分的呈现，这种高维智慧在每个生命的内在，当我们向内探索的时候，我们才能够理解东方智慧最精髓的部分是什么。

东方智慧的指向

建构"天人合一"的整体宇宙观，才是我们与整个宇宙关系的最完整的表达。用什么样的逻辑来解释天人合一，在不同的系统里边有不同的解读。

在佛教里面把它叫"无上正等正觉"，也叫所谓的成佛，同时它呈现的是所谓的弥勒净土和人间佛国境界。就是当每一个个体真正通达到极致圆满的时候，就会投影出来整个宇宙都是圆满的，这就是"佛看众生皆是佛"。只要内在有一点不圆满，他就没有办法形成这种看着圆满的整个的外部呈现。

在道家思想里面提倡的是天人合一，回归先天，回归一切的本源，那个境界，它是无的境界，而这个无不是没有，是万有。它跟佛教讲到的空性是一回事，什么是空性？空性是包括了所有的存在，不执于任何一种存在，没有执着某一种存在的局限性。

在人类的基督教神学系统里面，它指的就是与神同在，回归神的国。在科学语境里面表达它的时候，也不难表达，因为我们的三维和N维（N趋于无穷大），有一个简单的比例关系，比例关系就是：三比无穷大等于零，四比无穷大也等于零，任何有限数比无穷大都等于零。

《金刚经》把这一逻辑说得非常的简单而清晰，叫"一切有为法，如梦幻泡影，如露亦如电，应作如是观"。不管执着在任何一个层次上的功能也好，觉受也好，图像也好，都是某种程度的有为，只要执着在任何一个有限的层次上，它与无限的空间相比都是零，都是"梦幻泡影"，是不值一提的。

从这个角度就理解了，真正的天人合一指的是内外都在无穷大，也就是无穷大比无穷大，无穷大比无穷大等于一或任意数。这个"一"才被称为天人合一。任意数遍周天法界，遍布整个宇宙空间，随时可以在任何一个当下呈现，可以显化宇宙中的任何一种信息能量的呈现组合。那种丰富无比的存在，在佛教里面管它叫"华严世界"，它代表了所有的存在，或者说所有可能的存在全部包括在里面。

站在 N 维（N 趋于无穷大），也就是从零维到 N 维（N 趋于无穷大），涵盖了整个宇宙空间，没有任何一种存在超乎其外了。我们理解了天人合一的时候，才知道人类的所有的智慧指向的终极是 N 维（N 趋于无穷大），而在终极所有的一切都合一，它是一切的投影源。

当知道一切的投影源涵盖了一切的信息，同时又不执着在任何一个中间层次信息的时候，代表的是彻底圆满的境界，它是对整体宇宙的圆满的表达。没有表达比这种表达具有更大的涵盖面、包容性、完备性，所以天人合一是一个完美的表达。东方智慧，它以至简的逻辑，已经把宇宙的本质表达了，它并不是从下往上描述，它是从上往下整体描述。

天人合一的宇宙观落实到每一个个体生命中的时候，它叫人文生态。人代表了每一个个体，"文"代表了这一个个体的内在能量结构，内在能量结构所在的境界就是这个人的文明境界。这个内在能量结构投影在他生命之中，就是他所能够相应的文化属性。

人文生态代表了一个生命的外显特征和内在的属性。这个"文"可以达到什么境界呢？可以达到彻底的明的境界，就超越所有的无明。这就是"明德"的境界，"德"就是维度，"明德"就是最高境界的德，也指向 N 维（N 趋于无穷大）。

仁者爱人，爱是承诺与担当

为什么说爱是承诺与担当呢？因为在任何一个维度空间，最大的能量是爱。我们在三维空间能感受到的最大的能量也是爱。

为什么每一个维度最大的空间都是这个维度的爱的体现呢？因为每个维度的能量是来自更高一个维度，来自投影源。投影源的能量相对于投影像的能量来讲，投影源不需要从投影像上获得任何的能量，它是从内往外投射出来的，所以投射出来的能量它只有一个方向，就是付出，所以爱的能量特征就是付出。

因为能量从投影源到投影像的时候，它整体的投影状态是无分别的，所以爱的能量的另一个特征是无分别。在现实中每个人多多少少都体验过，当自己无条件地爱一个人的时候，会发现周围的世界在那个当下变得非常的美，看什么都顺眼。这就是自己跟自己内在的这种无私的、无分别的能量联结的时候，这个时候就是联结上高维能量的通道了。

当自己跟高维能量通道联结的时候，由高维而投射下来的这种能量共振，叫法喜，这是一种由内而外的喜悦。体验过法喜的人，他会明白这个东西比三维空间的一切快乐都更持续、更有意义，更愿意让自己内在产生这种无限的愉悦。所以爱是我们生命中最大的能量，基于这样的能量属性的时候，自己的生命质量会不断地提升。

爱在我们三维空间看到的代表就是太阳，它的特点是只付出不求回报，也就是投影源它只付出，它不会求投影的像再回馈给它什么，它只付出不求回报，而且无分别。太阳光，不会因为一个人是好人就多给他点儿，一个人是坏蛋就少给他点儿，它是无分别的。

在我们东方智慧里面，它的代表就是仁。道、德、仁、义、礼、智、信，它是按照自由度从 N 维（N 趋于无穷大）往下排的，N 维（N 趋于无穷大）就是道，宇宙之本源，无时不在，无处不有的本质。离开 N 维到 N-1 维，就是德。德是从 N − 1 维到四维，我们叫"失道而后德"，它代表着不同的境界和层次。我们就知道什么是"大学之道，在明明德"，就知道生命的意义在于培德，提升意识能量的维度。

"失德而后仁"，"仁"就是四维进入三维最大的能量。仁字拆开就是一个单立人，一个"二"。这个立人是一个人，二是代表了两个人，一个是有形的人，一个是无形的人；一个是粒子态的人，一个是波态的人。

"仁"代表了高维能量和三维能量的临界态，仁者爱人。所有的爱都是来自高维的，如果爱没有建立在高维意识上，这份爱就没有根基。当自己知道自性是本自具足的时候，就明白生命能量的流动只有一个方向是合理的，那就是付出。所以爱的能量就是付出，不求回报的付出。

只要有求回报的，这都不是爱。这都不是真正本质的爱。它是情，是能量的交换，能量的纠缠，带着能量的纠缠和交换的话，就没法体会跟高维关联的时候的这种喜悦自在（法喜），那只是快乐，很快地乐一下而已。

自己只要想得到，就会起烦恼，烦恼的意义也是帮助自己来理解，自己哪个地方想错了，自己有一个认知障碍的付出，把这个认知颠覆了，当下就喜悦。

人类的出路

在三维空间的人类发展，不但有纵向投影关系，还有横向能量波的叠加关系。这个横向能量波的叠加，告诉我们人类从原始共生到野蛮竞生，到文明竞生，最终要到和谐共生，形成人类命运共同体。在我们学习整个人类的发展进化史的时候，我们都知道早期人类是在一种原始共生状态，那个时候人是自然里边的一个存在而已，这并没有显示出人在这个存在里有多么大的优势，人类在自然面前是极其渺小的，这时候的状态是一个原始共生状态。

在这个时期有很多真正的智者存在，他们是内在具足圆满的，内在跟高维关联的，这些智者创建的就是一个共生机制，是一种和谐存在，它是合道的。在我们远古的三皇五帝时代，以及再往前的伏羲时代，都是以一种最初始的共生的能量格局状态呈现的。到了夏商时代还都是高维和三维能量同时存在的空间格局，所以叫"人神共治"的空间。在这个空间里面，高维能量在逐步地转化成人类的三维认知。

三维认知转化成一个相对主导的状态的时候，中华民族走到商纣王的时代，这时候很多高维的认知和高维的信息，为三维的欲望服务了。那么这个时候中华文明就进入了野蛮竞生的阶段了，野蛮竞生带来的是人类的动物性在这个过程之中被放大，欲望被放大。

野蛮竞生开始以后，人类在这条路上走了很长时间，这个阶段人类迷失在三维的执着里，迷失在受贪、嗔、痴严重影响的状态中，人类的整个软件系统是中毒的，人类文明进入了这种病毒软件起作用的时空阶段。

在这个时空阶段，人类把所有的发明和科学技术，第一时间用于军事、用于杀戮、用于掠夺、用于获得优势，把老祖宗的智慧转化成"法"和"术"。人们不是借用"法"和"术"去悟道，而是借"法"和"术"获得生存优势，获得资源的优势，获得掠夺的优势。这个时候人类进入无明的阶段。

在无明阶段经历了很长的时间，人类在野蛮竞生状下愈演愈烈。在整个自然界里面,这个时候的人类进入了一种极其黑暗的内在的心灵状态。也就是在我们纵横看我们整个自然中的一切生命的存在,只有人类如此残忍地对待同类,也只有人类自己成了自己的天敌。

这个阶段发展到极致是在第二次世界大战结束,人类第一次使用原子弹,这时候人类才发现原来在野蛮竞生的意识中发展出来的所有的技术,第一时间会被人类的贪婪用于杀戮,能如此有效地进行杀戮也让我们人类开始警醒了——这种杀戮的方式,最终可能是不可控的。当进入一种不可控的状态的时候,这对于我们人类来说可能就是一次毁灭,将会使我们人类提前同归于尽。

这个时候人们开始注重文明竞生,文明竞生并不是在第二次世界大战后才出现的,在第二次世界大战之前发展工商业的时候,文明竞生就出现了,也就是指社会资源、自然资源的分配靠大家来共同协商的一种竞争机制。这种竞争不以消灭肉体为方式,只是用智力、脑力来实现对资源进行掌控。这种文明竞生的方式,从某种意义上讲规避了人类的武力冲突。

走到今天,我们发现文明竞生是人类合伙高效率掠夺我们自己的生存资源，文明竞生让人类以自私、欲望膨胀的驱动力拓展人类社会的发展，使人类成为了自然界中一股巨大的偏性存在能量。自然的特点非常精妙，它不会独立地让任何一种偏性能量存在，这叫"孤阴不生，独阳不长"。

当我们某一种偏性能量达到一定程度的时候，一定同步有跟它同样当量的、跟它共轭的，或者跟它正好抵消的平行能量存在着，这样能保持整个自然是一种平衡状态。因为大自然永远是一个平衡状态，局部的任何偏性能量都会同步引发跟它相抵触的偏性能量存在。

我们也看到当人类发展到今天的时候，出现了很多灾难性的东西，包括病毒。很多人并不理解病毒为什么会出现，病毒是大自然来平衡人的偏性能量的另一种能量属性而已。这种能量属性也让我们看到，当把大家都赶回家的时候，自然环境变好了，动物们自由了。

这也很容易让我们去真正地反省，我们现在主流游戏规则，这种不断地创造物质丰富的游戏规则，它是一种反自然的能量，这种反自然能量它不符合自然，它会受制于自然的一种自我修复功能，这叫沧海桑田。

地球上经历过好几轮文明,那几轮文明都是因为某一种个体能量的固化达到一定的程度,进入了极不平衡的偏性能量结构状态,大自然就出现了另外的偏性能量结构来把它中和掉,这就是自然的法则。

我们人类走到现在这个阶段恰好也面临这样的选择,这时候人类的集体觉醒变得非常重要。人类的未来按照现有游戏规则继续走下去的话,就是死路一条,就是同归于尽了,就是一个集体自杀的道路。

人类有没有出路呢?只有一条路,那就是和一切存在和谐共生。这个宇宙空间它有无穷多的平行空间,每一种平行空间的能量属性不一样,我们自己选择进入哪一个平行空间,完全取决于我们自己的认知。

对于每一个个体生命来讲,在大变局的时代内在是选择进入一个和谐的空间存在状态,还是一个充满了冲突、抵触或者颠覆式的灾难空间状态,完全取决于每个生命的内在。此时此刻的下一秒有无穷多种可能,有无穷多个平行空间同时发生,你是在哪一个空间里面继续存在,只取决于这一秒自己的意识能量是什么状态。

自己的意识能量如果是向上升的、自由的、彻底觉悟的方向发展，那么未来所处的空间形态一定是越来越好，越来越美。如果自己当下的意识能量是纠结的、恐惧的、贪婪的、痛苦的、嗔恨的、怨恨的，这些能量因为都是往下走的，那你未来进入的平行空间，一定会是充满冲突、纠结、恐惧的空间状态。

中华民族的使命与担当

中华民族的生态使命，也就是以天人合一与道法自然的纵横智慧体系，建立人类和谐共生的美好未来。天人合一，指的是纵向的合一，指的是整个宇宙的合一。道法自然，指的是自性之本然和道，在每一个横向的空间里边都是一种自然和谐的存在。

我们东方智慧的精髓就是和谐共生，就是太和。不仅仅是大和，是太和，太字的"大"字代表的是 N 维（N 趋于无穷大），它是其大无外；这一"、"代表的是零维，是其小无内。所以"太"这一个字就代表了整个的宇宙空间。太和是整个宇宙空间所有存在都是和谐的，这个和谐是圆满的，是一切美好和谐的呈现。

这种和谐的智慧既能够通天彻地，又能够遍布四海，能在所有的能量关系里边建构起和谐的关系。在我们中国文化智慧系统里面，《易经》开篇乾卦中讲"天行健，君子以自强不息"，"天行"就是去高维，"自强不息"就是不断提升意识，指向 N 维（N 趋于无穷大）。中国文化智慧底蕴的核心，中华"优秀"传统文化中优在纵向提升意识能量的维度，纵向提升是生命存在的根本意义。

"地势坤，君子以厚德载物"，是指高维的意识能量和三维的物质能量高度和谐于当下。德是维度，"厚德"就是无穷多的维度叠加投影到当下时空里面来，有了投影源里无限的丰盛，才能够投影出现实中和谐丰盛的显化和创造力。乾道能量和坤德能量，它是整个宇宙空间的自然能量关系，这种自然能量关系投影和呈现出来的是和谐的生命存在。

中国文化智慧系统中儒家讲"修身、齐家、治国、平天下"。"修身"就是自己的内在心物合一，身心和谐，破掉"我相"。当你执着在"我相"的时候，你在这个"小我"之下很难跟周边的能量产生和谐。"齐家"是达到家庭的和谐，家庭能量和谐，是要破掉"人相"的。当你破掉"人相"的时候，你会以"无为"在家庭中联结，在局部能量里边与所有的有为都能够自然地同频共振达到和谐。

到了"治国"是要破掉"众生相"的,也就跟所有的众生相能量能够关联,从内在众生进行关联,因为众生不是外在的,众生是内在的。"一念一众生",我们内在的认知就是所谓众生,认知投影到现实中就是"众生相"。我们从内在和我们的内在的所有能量进行和谐调制的时候,呈现出来现实的一切存在就是和谐的,这叫"治国"。

"平天下"叫破"寿者相"。在任何一个维度都是有局限的,当我们持续地纵向提升,达到 N 维（N 趋于无穷大）的时候,那就破掉了所有的"寿者相",这个时候就达到了一个彻底的圆满,东方智慧给了我们在纵横能量关系中生命和整个宇宙圆满存在的一种表达。

科学语境下的生命智慧与生命科学

第五讲

我是谁？我从哪里来？我要到哪里去？这是我们经常遇到的人生问题。对于这个问题的解答，不同的系统有不同的答案，虽然各种答案不一样，但是我们在这里可以找到它们的共性。借用科学语境来描述生命智慧、生命意义和生命的来龙去脉的话，不难得出一个非常简单的结论：生命源于高维空间。

在科学语境里面我们知道，不同维度空间之间的关系是投影关系，也就是一维是二维的投影，二维是三维的投影……，所以投影源才是一切存在的源头，一切存在的源头都源于高维，生命自然也是源于高维空间。

生命源于高维空间

从这个角度来理解"我"是整个空间的一个带有特征信息系统的能量结构，这个能量结构投影到这个空间里面来，就是我的生命的状态。这个整体的能量结构，带着特征的信息系统，就是所谓的"灵魂"。所以也可以说我们是从高维空间来。

我们要回哪去呢？也必然要回到高维空间去。通过这个简单的逻辑就能解释生命的根本意义在于回归高维。中华的道家思想，就是回归先天，本质的先天在空间上来讲，它是 N 维（N 趋于无穷大），它是在投影源。在同一个空间属性里的先天，在横向能量来说，所谓先天就是太极之前的无极，也就是产生一念之前的这种混沌的宇宙的本体。

这样我们再从纵横能量理解先天，它是整体的宇宙，包括了整个宇宙的空间和所有的存在，就是生命的本源。生命从最初的源头衍生出无限的各个层次的生命状态。横向的生命状态是受所在时空的自由度的限制而呈现出的生命状态。当自由度不断拓展、不断扩大的时候，它就越来越趋于圆满，越来越跟宇宙整体所有的存在合一，这个境界被称为天人合一。

在纵横的能量关系里面，我们去理解生命，就能够理解。如果我们只是站在三维空间看生命的时候，生命是有长度的。因为在三维空间时间是一个常量，是按照一个不变的节奏，一秒、一分、一个小时到一天、一个月再到一年这么延续地呈现出来。这个时间规律，又跟宇宙空间的各种存在的运动规律相匹配。也就是地球的自转、公转，月亮围着地球转，太阳围绕着银河系旋转等，它在时间上都有着一种相应的周期性的关系。

这种关系源于什么呢？是源于它的整个旋转的空间的频率，或者叫频率特征。也就是一个圆转动一圈，它完成了一个完整的频率，完成了它的一个运动周期。这个周期的密度，就是所谓的频率特征，所以我们的时间跟天体运行是有对应关系的。

天体运行最本质的规律符合圆运动规律。同时圆运动规律又跟正弦运动规律是一种对应关系。也就是一个质点的圆运动在横向展开，就是一个正弦波，就是一个 sinx。我们发现正弦波的逻辑符合所有最基本的存在，同时它也符合最基本的运动规律，进而它也符合所有事物之间一种内在的关联属性。

从这个角度去理解我们在三维空间的生命，它跟时间是紧密相关的，而且它是有运动周期规律的。

当我们真正研究《易经》的时候，我们发现《易经》的六十四卦恰好是把一切存在的事物的最基本的运行规律，也就是频谱特征的周期性的特征进行了完整的表达。在我们三维空间里的一切存在，它用这六十四种能量的分布或者叫能量的频率特征，涵盖了所有存在最基本的规律。而这六十四卦的背后，在纵横能量关系里边符合三个能量波叠加的八种振动状态。在这三个能量波振动的背后，又符合两个能量波共振的一个基本规律，就是四象和五行。而在四象和五行的背后，又符合一个更加基本的规律，就是两仪，太极，也就是正弦规律。这样我们就知道宇宙空间的最基本的规律，都符合正弦波的两仪，两个能量波（正弦波）叠加的四象到三个能量波叠加的八卦。

了解了整个宇宙空间的存在规律，从这个角度再去看生命是很有意思的事情。因为这个宇宙是全息的，所有的对应关系的内在有着一种必然规律。特别是在《易经》系统里面，我在跟祝玄冲道长做交流的时候，他提出来的在道家智慧里的一个概念叫"命数"，就是生命的数，命数是真的有这个数字关系的，而这种数字关系是用"株"来表达的，说一个人的一生中他的命数是384株，这384是怎么来的呢？它是每一个爻，代表一株，6个爻代表着一卦，64卦就代表了384株，也就是6×64，正好是384株。

一株代表着什么？我们再仔细研究发现这一株代表的就是一个单一的能量波（正弦波），就是一个阴阳，或者说就是一个简单的能量波的呈现。这样给了我们一个非常有意思的概念了，就是三维空间频谱规律决定了我们在三维空间的所谓的"命数"。如果我们人突破不了三维意识的话，他的生命在三维空间的显现就是这样的，一个完整的全息的生命体系在三维空间，就是每一个能量波在生命中呈现出一个当下的状态。这384爻很有意思地告诉了我们生命在这个空间里面用《易经》思想展现出来的是怎么回事。这样我们知道这种生命关系在三维空间是由能量叠加构成了一个生命格局。

在不同维度之间，还有一个纵向关联，就是投影关系。这种投影关系告诉了我们生命的纵向格局。这种生命的纵向格局给了我们一个非常简单的逻辑，也就是生命源于高维空间。

所以改变命运一定是在高维空间发生的。在科学语境下，我们再去研究中华优秀传统文化，通过《易经》了解到的时空能量的纵横关系。《易经》它显化的是横向关系，我们通过《易经》在同一个空间层次里边的能量叠加的这种必然规律，也就是六十四卦之间有着一种内在的必然规律。这个必然规律让我们知道当一个能量结构出现的时候，下一个按照自然规律将出现什么样的结构呈现，是一种必然的趋势。这种必然的趋势的背后跟八卦能量的这种顺序关联是有关的，而八卦能量的顺序关联的背后又跟四象能量是相关的，而四象能量真正的背后又跟阴阳能量是相关的。这种注定的能量关系就会让我们对整个事物的整体发展，在更大的空间格局里看，是有它的必然规律的。掌握了这个规律，就能够对事物发展的未来有预测。

同时掌握了这个规律以后，就可以对当下的能量结构进行干预。当自己对当下能量结构进行一次干预的时候，等于改变了当下的时空能量结构。当下的时空能量结构改变的时候，紧接着的能量结构一定会产生相应的变化。在中华智慧里面把能量关系通过阴阳五行八卦能量的这种排列关系，能够找到事物在时间轴上发生的顺序和它的一种必然属性，也就是时空能量的相互关联。

在这个格局里打开了在更高维度上来观照生命或者是存在的内在规律的时候，所呈现的一种必然性。这种必然性通过投影和投影源来表达的时候，更能让我们知道它的实时的属性，也就是有着它内在的规律，可以根据内在规律去推演，去总结出它的必然性。

同时这里面还有另外一层，就是当自己能够直接跳到更高一维的时候，这些呈现在当下的自己都能够在更高一个维度了解到。这就相当于当自己能够跳到迷宫上面的时候，对整个迷宫的运行的趋势了如指掌。

这就是在东方智慧里面的两种驾驭我们智慧的层次：一种是在已经总结好的现实规律里面，找它的必然性；还有一种是直接在当下看到能量趋势。这两个有很大的不同，在现实中有很多真正修炼到一定程度的人，对任何事情的未来的发展，都能够站在更高一个维度去看到，所以能读懂一件事物的来龙去脉。读懂来的是什么状态，去的是什么状态。这是因为只有站在更高的格局上，在投影源去看投影的像的时候，才能看到这个像的全貌。这个需要的是修炼的功夫，是一个人真正开启了高维智慧达到的境界。

我们现实中的人总是以我们观测到的像作为一个依据，我们忽视了，它要表达的是内在的能量叠加。越复杂它叠加出来的、分解出来的细胞，所谓的元素就越多，而这些元素集合在一起，就形成了它一个整体的属性，整体的特征。整体的特征被我们理解为生命。即便是一个单一的细胞，也已经是很多能量叠加产生的像了，它已经是无穷多的正弦能量产生的像。当我们对细胞再进一步细分的时候，最终我们对细胞能量观测到了一种现象，是什么呢？是双螺旋，是DNA。DNA是三维最简单的能量波的运动形态，就是所谓的基因。在三维空间最简单的能量运动模式就是螺旋。当两个能量螺旋在一起纠缠的时候，或者共振的时候，就形成了我们有可能显化的能量结构。观测者的能量再加上去的时候，就形成了我们能够看到的这种螺旋结构，就是所谓的DNA。

借用纵横的能量关系，我们了解了生命起源于高维，所以它必然要回到高维空间去，这个又符合在《道德经》里面专门讲到的"出生入死"，《道德经》讲到生死的时候，上来就讲"出生入死"。什么叫"出生"？是说从投影源里投影到我们这个空间里面，这叫"出生"；"入死"就是回到投影源里面去，这叫"入死"。这又符合了我是谁？我从哪里来？我要到哪里去？我们是投影源里的本体的能量结构，投影到这个空间里，形成我们的生命现象。

同时在佛教智慧系统里面也是这么讲的，它讲"缘起"，它说一切的发生都是"缘起"，缘是什么意思呢？缘是投影源里的关系。所以佛教对一切的发生不说开始、结束，它说"无始劫"。因为什么？没有开始，没有结束。在三维空间里是有开始有结束的，但是到第四维时间是变量的时候，这个开始跟结束的时间点你根本抓不住，这个时候就没有开始的时间点，也就没有所谓的过去、现在、未来这种概念，没有刚才和一会儿这样的概念。

既然没有这种开始的概念，那一切事物是怎么来的？它讲是"缘起"，"缘起"是因投影源里的关系而发生，投影源里有什么样的能量结构，就会投影出与之能量结构相应的存在。大家注意，投影源里的能量结构决定了投影像与之相应结构的呈现，这就是很简单的"缘起"的概念。

在佛家智慧里既然缘是投影源里的关系的话，二维的缘起是三维，三维的缘起是四维，N-1维的缘起是N维，N维（N趋于无穷大）的时候是一切的缘起，这个地方被称为本源，又叫"缘起性空"。因为那个地方是自性，是空性，它不是没有，而是包括了一切的万有。这样我们就了解了佛教讲的空性。

在这个层面也能帮助我们去理解一切存在到底是怎么回事，包括生命的来源。而在不同维度的生命具有不同的自由度，这也就能让我们理解在佛教智慧里面讲到的从不同的层次到更高的层次，除了我们人间，还有"大梵天，忉利天、兜率陀天、他化自在天"，所有这些都只是不同自由度的空间存在的表达。

验证生命的本自具足

我们讲建立在高维智慧基础上的生命科学。也就是验证生命的本自具足。在这里，我们要回归到前面讲到的所有存在的属性，所有存在的基本共性是正弦波。就是我们讲的"一念"，也是我们讲的阴阳。正弦波的能量属性符合所有各种类型波的特征。波的特征是任何一个能量波遍布整个宇宙空间。就像在池塘里面扔进一个石子，它引起的涟漪可以扰动池塘的每一个角落。我们真正地起这一念，一个能量波就可以扰动整个宇宙空间，这叫"起心动念，惊动十方神刹"。

当了解到这个层面的时候，我们反过来想，任何一个空间质点，具足宇宙中的所有信息和它们的相互关系。因为每一个能量波都会通过它，而能量波是承载信息的，能量波的振幅和它的频率构成单一信息，单一信息都会通过零维这一个质点，所以零维具足宇宙中的所有信息和它们的相互关系。

这又告诉我们，生命内在是本自具足的，在《六祖坛经》里面讲自性的时候，就讲道："何其自性，本自清净；何其自性，本不生灭；何其自性，本自具足；何其自性，本不动摇；何其自性，能生万法。"它就告诉我们所有的存在都从自性中来，也告诉我们内在是本自具足的，所有的存在那里都有，这叫宇宙全息律，这是光学全息和生物全息的基础。

我们知道每一个空间质点都是本自具足的，那现实中每一个人一定是本自具足，人本自具足的生命属性，决定了生命的真正本质。

我们大部分现实中的人很难了解，因为他们的意识能量是散乱的，他们的散乱的能量构成整个身体的像，他身体的不同的偏性能量构成他身体的不同属性的脏器、器官和细胞的不同的属性，还有他的经络属性都不一样。但所有的东西，终极是可以合一并包括所有存在的。所有的能量特征全部在合一的状态下，在最本质的零维上全部能展现。

道家修炼的时候，就是要修炼制心一处，把所有能量全部专注在一点上的时候，这一点就已经没有分别地反映了整个宇宙中的所有信息，这叫"炼丹"，这叫"丹道"，因丹而成道。丹就是能量的真正聚合的零维。

在零维能量的体系里面，你可以看到所有的信息进入零维全部湮灭了，它对应宇宙中的黑洞。同时迎着能量波看过去所有的存在，所有信息都是从这一点生发出来，它对应的就是宇宙大爆炸。

这个"金丹"就是让我们真正的制心一处，把我们的所有能量全部汇集到这一点上来，这个时候生命进入了一个全然的跟先天一致的状态，丹道系统就是这个概念。

在这个基础之上，我们还可以看到在不同维度上的生命，他呈现的生命自由度完全不一样。在生命自由度的不同呈现上，派生出了我们现实中的人，在有形空间里边，对生命自由度的理解、驾驭和验证本自具足的过程，也就是人类的高维智慧所形成的生命科学。

我们要怎么理解科学？如果你知道科学的发明创造，是在帮助我们验证本自具足能理解到这一点上，才真读懂了科学的意义，它对科学的妙用才会呈现，自己才能驾驭所有的科学技术和科学成果，而不被它所障碍和左右。反之，将成为这种科学的奴隶，会迷信在科学的有限格局里边,而从下往上一点点地想突破科学的有限的局限。

这种自下而上的逻辑思维是一个很笨拙的方式。这种笨拙的方式让我们每一次的突破都非常之沉重,而且消耗在同一个层次大量的能量去完成哪怕一点点的突破。但这个突破在我们产生灵感那一刻就已经有了,所以我们人类所有科学发明源于灵感。

如果能够真正地相信每一个灵感在现实中都可以呈现出来,那么自己在面对人类的科学技术发展的时候,是很坦然的。对任何一种科学的发明创造,不会感觉有什么稀奇,甚至对于那些下载的黑科技,也觉得再正常不过了。因为自己在一个更高的空间格局上,下载一个比三维空间更丰盛、更妙的一种思路或一种信息结构,那是很简单的事情。

我们人类因为从下往上看,站在一个有限的思维逻辑层面,所以对每一点点的突破都有一种不得了的感受。而这种感受稍纵即逝,所以我们就发现科学永远在探索未知。当自己从更大的格局来看,时空中未知的事物向纵横两方面展开,可以无限地去创造,它不是我们去发现的概念了,因为万有都在这个未知里面。当自己知道万有是在我们内在全有的状态的时候,也就是在空性的智慧状态的时候,自己是可以创造任何的有，本自具足是在每一个当下可以自在呈现的，这个时候我们对生命科学的理解就有一个更大的格局了。

创造力只是在做一件很简单的事情，就是验证本自具足，验证心想事成，自己只要想到的，它都可以实现。是否能够实现，取决于自己所达到的驾驭生命能量的境界，也就是维度。

横向驾驭能量的境界体现是什么呢？自己在某一个空间的频宽。自己在三维空间的频宽足够宽的时候，就可以跟三维空间的所有的特征能量产生同频共振。这里面有一个原则，一切存在唯一的原因是能量波同频共振，不管是基本粒子，还是已经物化了的三维空间，我们能看到一切存在，它一定都跟能量波的同频共振相关。没有同频共振的能量波，各走各的路，什么都发生不了。

建构在这种逻辑基础上再去看，自己能驾驭的横向能量取决于自己的频宽，频率足够宽，能跟横向的所有特征能量产生同频共振，当自己能够跟所有能量产生同频共振的时候，会对所有能量的显化进行掌握和妙用。如果自己频宽不够的时候，只能在有限的频宽跟自己能够共振的能量产生共振，在频宽之外的能量跟自己很难发生关联，这就是情商，也就是心量。

这也是佛教智慧里讲的福德，说福德、情商、心量其实指的是一回事。当然我们说的心有多大舞台就有多大，是指在三维空间的舞台有多大。在纵向的意识提升里面有更大的空间格局，就是维度。上升一个维度，在这个维度之下的所有能量场都可以自如驾驭。维度叫功德，功德所代表的是生命境界的提升，这才是生命的真正的意义，所以福德要转化成功德。

自己的频宽驾驭能力是要让你与所有的在这个空间的能量进入一种和谐存在的共振状态。只有在五行能量中"金、木、水、火"能量高度平衡下，在中央的五行"土"的能量才能真正进入一种高度平衡的状态，这种平衡状态为纵向提升创造了充分且必要条件。

内圣外王是以内在的维度决定的，"九五之尊"指的是王者的境界，也就是你具备了提升维度的能力，或者说自己能够站在更高的维度来驾驭整个时空能量之间的平衡关系。

第二部分

科学语境下的人世心法

心理与健康

第一讲

随着年龄的增长，我们的身体每况愈下，越来越差，这是一个自然规律。如果我们的心情也随之而变，则心理会形成恶性循环，最后进入生不如死的状态。假如在这个阶段，我们掌握并且学会心理调试，保持一种良好的心态，就会少受很多病痛的折磨。

过去我经历并见过很多不同类型的人，比如有些人身体并没有什么太大的问题，但是极度敏感，稍微不舒服，就非常难受，而且会伴随心情的沮丧。但也有些人，通过内调心理，能够少受很多病痛的折磨。今天这一讲，就是专门针对这种情况进行分享的。

为什么人越老越怕死

一般来讲，健康的外部特征包括体能指标和生理机能两部分，对这方面现代医学、生物学都有非常完整的表达和描述，有一套非常复杂又完善的知识性内容。随着科学技术的发展，各种指标的检测方法越来越精准，特别是近代的量子仪器检测，可以把身体内外进行精彩的关联，更精准地预知我们的体能状态、身心健康的状态。

健康的内在参数，包括身体的老化程度和心理状态。

随着身体物质能量的磨损、消耗，骨骼、肌肉等会呈现出老化状态，但是每个生命个体老化状态的程度是不一样的，还有心理状态也是不一样的。

一个非常有意思的事情，就是人越老越怕死。为什么人老了会越来越怕死呢？每个生命在出生的时候，都有着一种超越他出生的当下的时空能量状态，有着超越他当时生命境况的一种更高境界的生命诉求。但是，他周围的长辈们并不了解这些，他们从一开始就用三维的能量，三维的意识去"修理"他。到一定程度以后，这种带着提升意识能量维度、提升生命质量、提升整个外部大环境的天命或者使命就离开了他，剩下的就是在这个三维时空里获得成功的一种单一的生命状态，所以最高境界的生命能量不跟他共振了。

这种寻求三维空间成功的能量到一定程度也会出现状况，就是发现在这个空间里也就这样了，这辈子再想多获得各方面的什么成功好像也做不到了，这时候追求成功的生命能量也不跟他共振了。剩下的只有享受着三维生命存在的这部分能量还跟他共振着，人就开始越来越有惰性，不思进取，贪图享受，这部分能量主导一段时间以后，身体病了，想吃的吃不了，想玩的玩不了，就变成只要活着就可以了，这部分能量开始进入到一个状态，叫贪生怕死。

那这种能量结构实际比前面两种能量结构的层次更低，这个时候开始对死亡产生了恐惧，留恋生的这种状态就越来越强化。那么这种能量积累到一定程度时就开始得病，病入膏肓，每天一睁眼就受罪。这时候会有一种受不起这种罪的能量状态，就是不愿意承受这种生不如死的状态。也有一种情况就是他屏蔽掉了外部世界的干扰，屏蔽了觉知意识，进入到所谓老年痴呆状态。还有一种就是活受，只要喘着一口气，证明自己是活着的，当这种能量成为一个人生命意识能量的主宰的时候，人就开始怕死了。

对于这段心理状态变化的过程，实际上一般人很难觉察到，普遍认为它是一个天经地义的必然的趋势。

健康的深层内涵

健康的深层内涵，实际讲的是我们身心的和谐度。大多数人理解的"健康"只是看到了身体和心理的这种健康层次，实际上"健康"在东方智慧系统里面有它自己的内涵，"健"跟"天行健"是高度契合的。"天行健，君子以自强不息",它指的是发展生命的乾道能量,指的是纵向提升意识的维度。

那么健康另外一个层面是在于我们横向生命能量的一种和谐,就是意识能量和物质能量高度和谐于当下,它是为我们纵向提升创造充分且必要的条件。所以实际身心能量的整个和谐,它终极的目的是为了我们内在的提升,因为自己不和谐,提升起来就是斜的。

所以,这样我们才能理解健康的深层内涵,横向方面是我们整体能量的和谐,纵向方面就是持续的内在提升。这种乾坤能量和谐发展才是我们健康的深层内涵。

心念指令系统

心情的深层内涵包括了心态、心念和认知。

保持良好的心态,一般靠两个方面,一方面是心理学的,通过心理调制调整心态;另一方面是靠个人的社会阅历和经验,有了世事的历练之后,自己从中获取了一些经验和教训,心态通常会变得越来越平和,越来越容易面对和包容过往的经历。

心念是一个指令系统,也就是我们如何掌握和掌控念力,它是一种心法。心念给了我们对生命的真知灼见,也是我们整个内在精神的指令系统,它相对比较纯粹和干净,是一套让生命越来越健康或者越来越积极的指令系统。

为什么在佛教智慧里经常讲到身口意的作用呢?因为我们每个人相当于是一个高精密的活性生物电脑,电脑里的软件比硬件重要,如果是病毒软件,就会使电脑死机。我们整个内在精神的指令系统,都有自己所属的软件体系——就是我们对生命的认知。软件在我们内在,如果这个软件里是由分别心而产生的贪、嗔、痴,这样的软件系统就属于病毒软件,会限制我们生命能量的境界以及自由度。

所以,我们要不断地去觉察我们内在运行的软件是什么。软件是由指令组成的,我们要随时关照给我们自己的指令,我们的身、口、意就是指令,我们的心念就是指令。建立一个完善又积极的指令系统,可以让我们面对那些我们从来没有面对过的挑战,同时能够通过我们的指令系统对它进行调制,这比调整心态具有更大的难度以及更深层次的意义。

所有的认知都是障碍

我们看到的一切都是我们自己内在的认知投影出来的，而所有认知都是障碍。我们明白了这个逻辑关系之后，才明了彻底在内在颠覆不同层次的认知，是让我们持续保持内在提升，持续与内在高维空间打通并产生同频共振的深层的实践，即高维实践。这在佛教智慧里叫消业，这个过程就是我们内在成长的过程。

当然，颠覆认知有不同层次。但首先要能够觉，即发现题目。我们现实中遇到的所有人、事、物都是我们的题目，更别说我们心情不好的时候的那个状态了。那时候是烦恼的状态，烦恼即菩提，起烦恼的时候是自己得智慧的机会，要问自己：是我的什么认知让我产生了这种烦恼？是我的什么认知让我面对这样的人、事、物？这样的人、事、物在挑战我的什么样的智慧？

如果能够从这几个角度去觉察，那就能够看到我们内在的认知，而对任何一种认知的持续提升，都需要对这个认知产生颠覆。所以，所有的认知对我们来讲，既是我们提升的障碍，也是我们提升的台阶，这叫"转识成智"，它也是"借假修真"的过程。

身心一体的科学原理

有一次跟一个老师在交流的时候，有人提议把物质的概念扩大一些，我觉得与其拓展物质的概念，倒不如把物质的本质和能量关系的本质搞明白。我们在前面的章节中提到过最简单的存在就是能量波——正弦波，而正弦波产生同频共振的时候，会形成相应的由简入繁的能量结构。这些能量结构在三维空间投影出来的固化能量结构就是物质，这些能量结构彼此之间的关系的运行规律就是所谓的事。

事物本身，都是能量运动的一个呈现，只是有些是以能量结构性的方式呈现，还有一些是以能量波承载的信息来表达，而能量波的振幅和频率就是信息，而共振形成的结构会投影形成物质。共振形成的结构在没投影成物质时，会形成内在的能量结构，在高维空间就是我们的意识能量结构，也就是灵魂的结构。

现在科学家发现很多事物的现象都与量子和量子纠缠相关，这是因为科学家们是从三维往上看宇宙的，所以看到的是量子态，也就是波粒二象性，即有形和无形的临界态。从临界态再往后就看不懂了，就把更高维度能量的作用称为量子纠缠。事实上这与能量波干涉是一回事儿，通过空间的干涉形成相互作用，通过共振形成所谓的量子纠缠。量子纠缠从深层来讲就是内在认知，它投影出现实中各种各样的人、事、物。

显性能量与隐性能量

能量的整体概念外延形成了两部分，一部分叫显性能量，一部分叫隐性能量。显性能量是我们现在能看到的各种有形的物理能量、生物能量、热能、机械能等等，隐性能量就是我们看不见的部分。

显性能量在现代科学家的逻辑里称为显物质空间的能量，暗物质、暗能量就是所谓的隐性能量。在三维的认知系统里归纳后发现，显物质占3%～4%，而隐性的暗物质占96%～97%。隐性能量比三维认知系统里归纳的百分比要多得多。因为在三维是这个比例，到了四维所有的三维显化都变成无穷分之一了，到五维变成无穷的平方分之一了，所以，隐性能量实际上占有的百分比要大得多得多，也就是说99.99999……%，人一辈子都无法涵盖这个所谓隐性能量，也就是所谓的暗物质、暗能量的空间。

万物负阴抱阳，能够呈现的部分能量在整个宇宙中间是微乎其微的，不了解这个概念的时候很难理解我们东方智慧和各个智慧系统对于终极智慧的无限臣服。

意识能量如何驾驭物质能量

宇宙空间全是意识能量，只是有些意识能量相对共振显化出来构成了显性的物质能量。意识能量的属性与任何一种能量波的属性高度契合，即能量波与光波的能量属性完全一样，有干涉，也有衍射，也有传播属性。

所以，在谈到意识能量驾驭物质能量里会用到一个非常重要的概念，意识能量的共振纯度。当高纯度的意识能量呈现时，会对整个时空能量，特别是对显性能量之间的调制作用是难以想象的。因为意识能量与光能属性相同，举个例子估计大家就能明白了，为何50瓦的光只能照明，而50瓦的激光则可切割钢板、焊接或打字，就在于激光是单一波长且单一指向的光，有聚合能量、高度聚焦能量的能力，还能对能量场产生高强度的调制作用，也有改变能量结构的特殊能力。这启示我们,当能够聚焦我们的意识能量,可以把整个意识能量调制成单一波长单一指向的时候,意识能量能够对物质能量产生巨大作用。但是很遗憾,绝大部分人的能量太离散,意识能量都是散落的。

东方智慧的特点是意识能量驾驭物质能量,就是高维驾驭低维,投影源驾驭投影像。这个逻辑非常简单,但如果我们太执着在三维的时候,根本无法去调动高维能量,同时由于三维空间复杂的状态使我们的意识能量非常的离散,很难聚焦意识能量。

对物质的理解随着人类对宇宙存在的理解,也在不断升级,不是一成不变的。我们对物质的理解,最初是以有形的存在对物质产生理解,后来当科学已经发展到爱因斯坦那个时代的时候,发现质量和能量可以互相转换,也就是有形的物质和能量之间是可以相互转换的,即能量可以转化成物质,物质也可以转化成能量。物质转换能量大家都知道,物质燃烧可以转化成热能量。但是能量转换成物质这件事情,在近代科学实验里面已经实现了。这个过程属于现代科学范畴,我们有机会可以详细探讨。这种能质转换,已经把能量和物质变成一种东西了。

能量又牵扯到三维能量和高维能量之间的关联，这是一个非常难以突破的概念，因为人们对三维能量的体验是直接的，我们的眼、耳、鼻、舌、身直接体验了三维能量的关系。但对于高维能量的理解和关联，受三维实践中人的眼、耳、鼻、舌、身这些探测系统的局限，使我们很难理解高维能量和三维能量的投影关系。

人类的各种宗教系统都是高维实践和三维实践一体化的呈现，只是我们人类过度执着在三维的时候，很难理解这两部分能量之间必然的关联。

近代科学又研究到量子的概念，特别重要的是打破了物质和意识之间的壁垒。"量子物理实验的实验结果与实验人的意识相关"这句话，是在更高层次上对宇宙时空的理解和领悟，给了我们一个非常重要的突破：原来意识能量和物质能量是一体并能够相互转化的。西方现代科学家从三维实践往上去理解它们非常难，要建立起很大的、很强悍的物质基础，才能实现哪怕一点点领悟的提升，或者是一个实验成果的提升。比如要了解微观粒子在碰撞瞬间产生的能量转换的效果时，就要做一个几公里的粒子加速器。在现实中，一些尖端技术的突破往往需要一个强悍的物质作为基础。

而东方智慧恰好不需要一个强悍的物质基础，它是从上往下看整个宇宙，先知道结果，甚至可以从更高的维度去创造结果。这些不同的实践、实验过程给了我们一个更重要的意识突破，即实践是检验真理的唯一标准，但是三维实践检验三维真理，高维实践检验高维真理。不会高维实践，想用三维实践检验高维真理，那是一个妄想。

内在认知的境界决定了心态

只有界定或者了解了物质与意识辩证的关系以后，对身心关系的本质才能够借用现代科学逻辑和人类的各个宗教智慧系统来理解，身心关系实际上是投影与投影源的关系。即内在是投影源，心是投影源。

内在认知的境界决定了投影源的状态，也就是心态。内在执着的认知是在哪个境界，内心状态就是相应境界的状态，我们能够驾驭的空间范畴就在那个状态上。

这个状态有纵横两个部分的呈现，横向呈现即整体意识能量的频宽，你的频宽越宽，你能够共振的能量场域就越大,而你的频宽越窄,你受限的就越多;还有一个就是纵向维度,维度越高,你驾驭空间能量就越广。前者叫福德,后者叫功德。

因此,心态就是指内在的能量结构。心态纵向圆满度越高,维度越高,你的心态越好,你的德越高。

我们内在的五种能量结构(能量层次)兽性、人性、天性、灵性和神性,每个人都有,但分配比例不一样。我们的心智模式,就是心灵内在的智慧模式,犹如三角形或者梯形。可以是正三角形或是倒三角形,而倒三角是底边在上,上面占的比例多,下面的比例少。或是倒梯形也行,倒梯形的整个心智模式比较好,即高维能量占的比例比较多,投影出来的世界就是同等的结构,说明美好的事情占得比较多。如果是正三角形和正梯形的状态,底盘比较大,所见到世界的兽性占的比例就比较大。所以,整个内在能量结构决定了我们的现实世界。

在低维能量或者低层次能量占比例多时往上提升有一定的难度,因为会形成恶性循环而不断强化,一旦进入低层次的能量状态,这辈子的能量会越来越低,能量场消耗就越来越大。如果迅速把自己内在的能量结构由正三角形变成倒三角形时，就会进入一种良性循环，使得你身边一切美好的事情，会不断地连带发生而产生共振，会发现自己身边的人、事、物变得越来越美好。随着年龄的增长，自己的领悟力让自己对时空、对周围世界的看法越来越美，也就是进入了一个正循环系统。我们的心情就取决于这样的结果。

我们在不同层次上的认知，哪个层次的认知占比较大，我们生命在现实中呈现的这种状态的比例就越大。当然，自己执着在中间层次的时候，可能是不上也不下的，在一个中等的状态。如果要是能够进入一个上升的趋势，也就是在不下念的指令影响下，会进入一种持续提升的状态，即螺旋式上升，这才是最本质的。

身与心需要相互参照

存在于时空里的每个人，其整体能量结构与投影源里的能量结构是高度契合的。如果投影源能量结构带有某种偏性的话，实际投影出的生命特征就有某种偏性。而不同偏性的能量，在三维空间里有其分布特征，与四维发生关联的时候，在时间线上也有它的分布特征。在不同类型的偏性能量进入三维时空的时间点，都有着相对的必然关联。在哪个时间点能够进入三维，也是由自己出生的时候内在能量结构决定的。因为时间的能量结构与空间的能量结构交织，形成了一些特殊的能量时空点，这些时空点与你投影进入这个时空点的通道是相关联的。

这个系统体系是一个完整的空间能量结构，当我们的空间能量结构由内在的认知架构起来以后，在这个三维空间里面，我们的身体出现什么样的情况是正常的，都是被设定的。只有当我们能够从内在去转化我们内在能量结构，我们整个的外在能量结构、内在能量结构才能不断地趋于圆满。这就是中医对于一个生命能量整体调治的一个依据，子午流注、干支哲学中讲得非常清晰。

中医的五脏对应的五行能量，恰好是两个能量波共振的五种空间振动状态。这五种空间状态带着不同的偏性，当这五种能量是平衡状态时为和谐的状态，就为纵向提升创造了充分条件，也就是健康和谐的生命状态，纵向维度更容易达到提升。

生命的意义在于提升，如果在某一个层面上有一些偏性，就达不到那种和谐的存在，即使提升起来也是斜的。

比如我们讲到的修罗，包括所谓的魔，虽然其能量和维度高，但是因为是带着某种偏性的能量结构，所以它的能量提升起来以后是斜的，并不圆满。而人生真正要实现内在能量结构的整体圆满，我们外部的身体状态就是一个非常好的参照，是我们要去觉察。

所以，完全可以通过身体的状态，去发现我们内在情志的关系，从而通过内在认知进行一种调制、颠覆和转换，而实现整个外部能量的一种和谐呈现。我们的情志、性格里边的喜、怒、哀、乐、悲、恐、惊与五脏六腑都有对应关系，所以最终我们要做到的健康是五行能量平衡。

大家注意，这个五行能量平衡和和谐，所指的"健"已经不只是我们三维健康的"健"，它是纵向提升的"健"，这是重中之重。

情绪是源于不自然的能量态，疾病是不自然能量的平衡态。宇宙空间的一切存在，都是因为自然能量形成的相对共振平衡才出现的，非平衡能量时，它是一种动态的我们看不见的能量状态。只有在它相对平衡的时候，我们才能看到它的呈现。

疾病是不自然的能量平衡，治疗是打破不自然的能量平衡，恢复到自然的能量平衡状态。

决定心理健康的是认知

认知是投影源的信息来源。我们的认知如果停留在二维，就像一张纸挡在眼前，根本得不到三维智慧；如果认知在三维，根本得不到四维的智慧；高维智慧会因为我们的认知被障碍住。因此认知所在的境界，决定了我们的智慧的层次。

认知与自然能量的分别产生相应的心理障碍，也就是扭曲的心态。认知从哪来的？是执念，因为执念会产生分别，而执念的强化会让分别不断地强化，分别不断地强化形成了一切的存在。当现实的存在或者认知没有分别，就是一种自然均衡和谐的状态。如果认知产生偏性，偏性的不断强化就会产生心态上的扭曲而投影出疾病、投影出战乱、投影出冲动、投影出各种存在上的矛盾，即现实遇到的烦恼。

意识能量进入自性之本然，呈现自然的平衡才是好心情的根本。如果我们的意识能量带着偏性就很难真正获得好心情。

所谓的好心情或者心态平衡，是在中间态上达到的一种平衡，可以通过一些指令来调制我们的一些偏性。因为每个人都相当于是一个高精密的活性生物电脑，电脑里的指令很重要，你给出指令，它会按照这个指令去运行，所以我们通过发出不同的指令来调制我们的一些偏性举动，当偏性被调制的时候，病毒软件就被修正了，我们又变成了一个健康的人。

如果内在的能量结构带着偏性，就会投影出我们身体脏器或者相应的不同经络上的堵塞、瘀积等状态，这是中医看待疾病的一种角度。当特别痛疼难忍的时候，对身体状态的感受所产生的意识能量就会反作用影响心情。而身体越疼痛越难受，自己心情也会越糟糕，就进入一个恶性循环。

这种身心的良性循环和恶性循环，恰好是让我们随时去觉察。觉察力决定自己在面对考题时，是否能够迅速调制，使我们从现在的状态不断地升华出来。如果不能及时觉察和调制，身体和心理的恶性循环就会发生，让我们最终进入生不如死的状态，这是一个非常遗憾的生命能量状态。

我们的身体就是一个修炼的法器，在健康时能够发挥更好的作用。当退休来临的时候机能开始衰退，所以要抓紧这个时段的修炼，否则到后来真正衰退到一定程度，就只能无奈地承受身心的痛苦，这是非常遗憾的事。

所以要主动去面对进入这个时空和年龄阶段的人生功课。如果这个时候自己能主动地去面对，在心理层面上，强悍的心理建设就变得重要。

当下觉察并超越自己的认知障碍

什么是实修？实修就是超越自己的障碍，颠覆自己的认知，让自己在颠覆认知的当下，与自己内在的高维智慧产生同频共振，产生法喜，使自己的内在进入一种高质量的持续精进的生命状态。

真正人生的意义在于提升意识能量维度，更好地服务社会。周围每一件事都是来帮助我们提升的。所以我们前面专门讲到在现实中所有的相遇，包括人、事、物都是来化缘的。

什么是化缘？是转化缘，转化内在关系。缘是我们的内在关系，转化内在关系就是把内在关系从一个三维的能量转化成回归高维能量提升的去向，也就是"天行健，君子以自强不息"。

我们在三维获得能量和谐的目的是为了纵向提升，这样生命才能真正变成一个积极的状态。直到生命最后一刻，自己都是在一种积极的提升的状态中，知道自己正在进入一个更美好的空间，自己在今生今世这个考场上完成了考卷，交上了一个完美的答卷。

所以，把我们的人生当成一个升级考场，把人生中面对所有人、事、物的每个当下，都当成自己的生命考题，觉察、读懂、读透，然后去完成这道题目。当自己在不断完成这些题目时就会知道，当自己离开这个世界的时候，就是在进入更高的、更自由的、更美好的时空，自己升华了自己的生命。这个时候我们的心情和健康，是在最本质、最牢固的基础上建构的，已经不是在中间态了，对身体的保养、对心理的呵护无法与这股从底蕴生起来的动力相比。这种动力源于正信，源于相信自己生命内在的本自具足，源于大愿，源于你对生命的终极目标的追求是实现彻底地纵横能量的圆满。它能够从本质上解决问题。

怎么样证明你的内在提升了

进入更高一个境界会发现，我们看到的一切事物，其实都是更高境界、更高维度生命能量的投影。因此，外在的世界全是我们内在投影源投影出来的，要改变外部的世界，要第一时间改变内在能量结构，这叫落地。落在心地上，落在投影源上，才真正能够改变你所面对的事情。若在外面使劲全是透支能量。因此，心法非常重要。"万法归于心法，万行必归于心行"，一切事物都是高维能量的投影，而高维在自己的内在。

我们的心情和现实具有着我们身心同样的对应关系，也就是说有什么样的心情，就会投影出什么样的现实。前面说过，内在美好投影出来的世界一定是美好的；内在灰暗投影出的现实就灰暗，这非常重要。

很多朋友问："刘老师，你看我在哪个维度？"我说很简单，你看你周围世界的人在哪个维度，你就在哪个维度。如果你看你周围都是好人，说明你这人不错；如果你周围都是坏蛋，那你这个人也不怎么样。这里指的是内在的能量结构决定了外部世界。所以根本不需要抱怨外部所有的存在，外部所有的存在都是我们的功课，都是让我们读懂的，读懂我们的内在结构是什么情况，我们内在需要完成什么样的能量的调制，这才是本质。如果没有了解到这个层面，天天在外面使劲，就是在透支生命能量。

怎么样证明自己的内在提升了呢？特别对于我们老年朋友，你会发现那些过去在你生命中纠结的、恐惧的、负面的人，逐渐淡出你的生命，而不是被你拒绝的，他跟你根本沾染不上了，他也不联系你了，而且你也联系不上他了。而你身边的这些亲人们，都在不断提升，因为他们是你投影出来的，跟你天天相见的一些人在不断地提升。而你新认识的人，都是一些高人，智慧越来越高，这就证明你本身就是提升的。所以随时观察自己周围的世界，你就知道你的生命是在提升还是在降低。

而在现在这个充满了挑战的现实中，这一部分特别的重要，为什么呢？因为这个时候道劫并降，你看到的是劫难，还是道降和拯救的来临？如果自己看到的是拯救来临的话，说明自己在不断提升；如果自己看到都是些劫难与灾难，是对灾难的恐惧，那自己要赶紧转换一下，这是我们迅速提升的机会，不要在这种若即若离的生命状态中沉睡。

自己应该立即给自己一个非常明确的指令：从今天开始，我的生命开始回归本源，开始提升，开始进入我生命更自在的生命状态。我愿意在这个过程中突破我过去所建构的各种认知障碍，所有的障碍都是我继续提升的阶梯，超越它们，我的生命将在这个时空中获得一种圆满的呈现。

第二讲

超越恐惧

我们都知道人生下来时没什么来自现实的恐惧，但有一种从高维来到低维的呈现状态，即很多人是哭着来的，人的意识并不见得愿意进入这充满了挑战的空间。进入这个空间有些人带着与生俱来的智慧，同时也伴随着内在能量的局限，那些局限会带来一些与生俱来的恐惧。

在现实中，因为很多人是在这种恐惧的氛围中长大的，这时在对下一代的教育过程中，也有很多是强化恐惧，以此来获得对对方的一种影响，或者是一种限制。很多孩子从小是被吓大的，这种恐惧伴随在其整个生命过程之中，对每个人本自具足的智慧进行持续验证是个障碍。而超越恐惧恰好是最好的人生课题。

人生最大的恐惧是死亡

恐惧来自多方面，一般情况，对于常人来说，最大的恐惧是死亡。如果一个人能够很早就超越对死亡的恐惧，他的生命质量会截然不同。

当然，超越死亡不是一种逃避，是对生命意义理解以后对死亡的恐惧的超越。不是一种逃避，或者一种拒绝，逃避和拒绝的状态反而是一种更低的能量状态，一种更强烈的自我否定的状态。

所以，整个的人类智慧系统不会鼓励人们去选择死亡。因为在真正的生命过程中，生命是一个升级考场，如果你轻易地放弃考试，这不是真正智慧的选择。

没有鼓励人们去死亡的，或者是让人们轻视生命的。因为在考场上，每一分每一秒都重要。但是，如果把生命的题目过分地强调成一种恐惧的状态，我们往往也就失去了面对题目的力量。就像一个孩子要去考试时，带着巨大的恐惧进入考场，那他根本没法很好地发挥。他看到每道题，都在恐惧自己是否能够做得对或者读得懂，这是一种情况。还有的就是上了考场，时间在一分一秒地流逝，考试结束的时候，他的这道题做成什么样，他一点都不知道，只有自始至终的恐惧。

更重要的是现实中，很多人对死亡无法理解，或者不知道死后的能量是一种什么状态，则更恐惧。所以，真正对死亡的恐惧源于未知。

同时，面对未知而产生恐惧的根源是不知道自己本自具足。故此，在现实中遇到的很多事情，都无法超越。当真正相信自己本自具足时，相信宇宙能量的核心是在自己的内在，此时就没有理由恐惧所有的人、事、物的呈现。就是说，超越恐惧实际是我们生命最重要的一道题目。

生命能量的源泉

生命能量的源泉来自高维能量，也就是这个宇宙空间的所有存在，都是从高维投影而来。在"宇宙全息系统"里面描述的高维，是从零维到 N 维（N 趋于无穷大），从上往下是一种投影关系，这就告诉我们生命的源泉来自高维。而高维来自每个人的内在，并非外显的三维空间世界所谓的开始和结束的生命能量。但是人因为受三维认知结构的影响，所以把生命的过程理解为在三维空间的开始到结束，也就是生到死的过程。

一切的存在包括生命的源泉都来自高维。而高维在每一个生命内在，这个逻辑关系非常简单。所有的修炼，真正生命的回归，指向的都是我们内在。只有进入内在，才能真正地进入所谓的高维。

我们看到了外像的身体，五脏六腑等身体的各个部分，都是从高维投影出来的能量结构，不但有呈现的像，有能量相互作用产生的感受，同时还有能量形成的信息集合，也有能量运动的关系,以及能量投影到现实的信息呈现出的支持行为,就是所谓的"色受想行识"的能量结构。

能量内在的结构是高维能量系统。它有不同的属性,每个人内在能量结构、分布属性不一样,构成了每个不同的灵魂。所谓的灵,就是高维意识,灵魂就是高维能量。所以灵魂投影到这个空间,构成了这个空间的生物属性、生命状态。因此,生命能量源泉来自高维。

生命过程的意义,就是提升心灵能量的自由度,也就是我们意识能量的维度。在各个智慧系统里都称为提升灵魂的高度,或叫培德。

为什么叫培德?因为德就是维度,提升维度就是培德。在整个空间系统里,东方智慧从上往下建构的是:道、德、仁、义、礼、智、信。它的自由度是从上往下顺下来的。道是 N 维(N 趋于无穷大),是自由度最大的宇宙能量状态,这时呈现的是天人合一,整个宇宙和生命是一体的。那失道而后德,离开最高境界的道,离开 N 维(N 趋于无穷大)到 N-1 维就是德,所以失道而后德,N-1 维到四维全是德。从四维进入三维,叫失德而后仁。这就是生命的投影关系,从上往下。

生命过程的意义就是回到 N 维（N 趋于无穷大），随着自由度的提升，我们驾驭的空间场域就越来越大，呈现出的生命自由度就越高。生命过程就是在做这件事情，就是在提升我们心灵能量的自由度。

生命的幻象

在三维空间看到的所有一切，都是高维能量在三维空间的投影。我们的高维空间能量的结构，有多少三维空间投影呢？有无穷多。

就好像一个三维的物体，我要用机械制图表达：有正视图、侧视图和俯视图——三个二维投影，这三个二维投影共同反映了在这个立体空间的物体的信息。三维的物体有多少二维投影呢？有无穷多的二维投影，无穷多的二维投影彼此是平等的。

提升更高一个维度，就是高维能量，就有无穷多的三维投影。严谨地说，高维能量结构有无穷多的三维投影。

我们的这个时空点，仅仅是无穷多个三维投影之一，其他的三维投影与我们是完全平等的。是在空域上表达的平行空间，这种平等性，给了我们非常重要的启发。表明我们仅仅是无穷个三维投影之一，我们提升到更高一个维度的时候，将可以任意进入不同的三维空间。不同的三维空间，对于我们三维的人来讲，就是所谓的梦境和幻觉，前世和来生。

如果我们相信，现在所处的这个空间是真实的话，那梦境和幻觉，前世和来生，与我们现实同等真实。如果我们认为在这个时空里面感受到的梦境和幻觉，前世和来生是虚假的话，那我们现实的当下，跟它们同样虚假。如果不明白这个概念，我们往往会执着在这个三维空间里面的表层和这个局部的能量关系里面，纠结于这种能量关系的限制。而当我们进入更高一个境界，能够切换不同的平行空间的时候，我们会发现原来这些空间彼此有着相同的内在能量属性，而内在能量属性实际来自更高的维度，也就是投影源。

所以，要改变生命，改变现状，或者改变命运，只有进入投影源，才能最有效地改变。进入投影源的改变叫修行，叫心行，也就是一转念就产生我们现实能量结构的改变。这样我们就知道了整个生命，在我们能够看到的生命系统里面是个幻象。

同时，在生命的幻象系统里，还有一种频域上的描述，也就是说，宇宙空间一切的存在都是能量波，甚至说最简单的能量波全是正弦波。所有的事物是在正弦波的叠加和共振状态下才会产生，没有产生共振和相互作用的正弦波各走各的路，什么都发生不了。而当两个能量波产生同频共振的时候，才有可能呈现出相应的能量结构，能量结构的复杂叠加构成了现实中复杂的事物，即投影出现实中复杂的事物。这里请注意同频共振这个概念，只有同频共振，或者说在同一个频域系统里面产生的同频的相互作用，才能彼此产生关联。

想一下在三维空间，时间是按照格林威治天文台石英振子的振动频率界定的，所以在三维的时空基频是水晶频，即石英的频率。该频率构成了我们共存频率的基频，因为与这个基频的同频共振和其基频的承载，才能够彼此呈现所见，彼此相互感受认知。这样的频域空间构成了独立的三维频域空间。

同样，有一种振动频率可能比我们大十倍的晶体，它构成的频域空间，交织重叠在与我们同样的空间里，但是我们彼此感受不到，也看不到。为什么呢？因为频率不一样，无法产生共振。而与它产生共振的所有频率关系，构成了另外一个频域的空间世界。它们与我们之间有没有相似处？当然有，但是因为时间节点和时间频率不一样，所以它们的时间和时空密度跟我们不同。如果差十倍的话，在这过一年，在那个地方相当于过了十年。因此我们知道，在中国古代的表达里有所谓天上一天地上一年的说法，不仅如此，还有很大的差异、无穷大的差异在里面。

根据频域的概念，也就知道当一个人如果能在频域空间切换时，他的寿命绝对是超越我们在某一个频域空间所认知的寿命的限制的。所以在现实中，道家的修炼在一些功法之中能够达到这种频域空间的切换，有很多传奇式的人物能够活很久。因为在三维空间已经过了很久，很多都无法考证，但是完全有这种可能。

这样我们就知道，各种生命的幻象，不过就是能量在横向的叠加和纵向投影形成的。这些生命幻象的终极投影源，是在N维（N趋于无穷大），生命在回归终极的过程中，构成了人类在各个智慧系统的表达和描述。

生和命的二重奏

生，意味着创造，意味着能量的演化，也是高维投影的演绎，这就是所谓的生。

在傅景华老师研究的"中华真文"里，八个基本符中有一个符叫生阻符。什么叫生阻符？就是当能量产生了组合，或者产生执着的时候，或者产生分别时就产生了显化。这就形成了现实中或者在某一个层次上呈现的生。这就是能量叠加共振产生的呈现，如果说两个能量波在运动中相遇时开始产生同频共振，那一刻产生了生，那么这个能量从叠加、共振、强化、减弱到消失，就构成了一个成住坏空的生命过程。所有的生命过程都是这样的，无一例外。

命是什么？是创造的主题，是使命，是提升能量境界的应用题。有执念时就产生所谓的生，当能量产生执着、产生共振、产生分别的时候，这个生就构成了。共振的频谱特征构成所谓的命，也就是生命的命题。所有的认知都是障碍，这些认知的超越就是让我们提升维度的一些机缘，所以就是我们生命的应用题。

了解了生命，再来谈一谈天命。天命是我们回天的应用题，就是回归高维的应用题。真相就是"我"是高维能量在这个空间投影的像，我们都源于高维，所以要回归高维。这样对于"我是谁，我从哪里来，我要到哪里去"所有的命题就很容易解释。所以回归高维完成生命的应用题，挑战我们的认知，超越和颠覆认知，这些都是我们的天命。

我们内在有限的认知无数次地不断地投影到我们这个空间里来，我们是否能够读懂这个空间里所有的人、事、物背后带给不我们什么样的认知？而所有认知都是障碍，我们超越和颠覆认知的过程就是一个回归的过程。

理解了这一点，我们对广义的生命的概念和生命意义的概念，就有了一个深刻的理解。同时也对今生今世自己的天命或者我们自己回归高维的应用题，有了一个高度的觉察，这种觉察会让我们每时每刻去读懂我们生命的应用题。第一时间是要发现，发现我们生命的应用题，叫觉；然后读懂应用题，叫悟；完全地读懂每一道题和我们终极智慧之间的关联，叫彻悟；完成应用题，叫行，就是所谓的修行，就是去践行天命。

所以，真正理解到这个层面以后，我们才能对生命的来龙去脉、生命的意义、生命中该面对的所有人、事、物有一个非常清醒的认识。而在这个过程中随着我们自己内在的持续提升，我们会体会到这个生命提升的当下，获得的最大的礼物就是法喜。这就构成了我们在任何一个空间一种高品质的生命状态，而这种状态让我们活出越来越自在的生命体验。

高维时空的永恒属性

到了四维空间，时间成为变量，就超越了有限的时间逻辑。我们在三维空间里面，最大的认知就是认为时间是常量。这个概念限制了我们对整个宇宙微观和宏观两个方面的认知和了解，或领悟。

对微观世界，因为我们对时间的"分辨率"不够了，所以对微观世界的存在称为电子云。因为测不准微观粒子，所以有测不准原理。在有限的时间"分辨率"里，我们看到的电子已经跑过了无数的点。所以我们对微观世界观测的局限，源于时间是常量。

同样，我们对宏观世界的理解，一百光年以外的事情，跟我们的生命基本没有什么关系，因为我们出生的时候发生的事，到死的时候还没来，所以宏观世界也被限制了。因为时间是常量，我们的生命在三维的有限认知，障碍了我们理解更广阔的宏观世界，宏观宇宙的事物。

当我们进入更高一个维度，时间成为变量的时候，我们可以把一秒钟变成一年、十年、一万年、一亿年，微观世界可以了了分明；同时我们也可以把一万年、一年变成一秒钟，实现空间折叠，外太空的事情瞬间可以拉到眼前。这样的空间格局，让我们大大地拓展了对宇宙的理解和领悟的空间。所以在时间是常量这个概念中，限制了我们对宇宙的领悟。只有当我们提升意识能量维度的时候，我们才能超越三维时空观。

在电影《超体》里边，诺曼教授就专门说到这个问题，他说：这个宇宙出现生命的时候，细胞就在选择，当环境适应细胞存在的时候，它们选择繁衍；当环境不适应细胞存在的时候，它们选择永生。为什么不适应的时候反而选择永生？就是因为当环境不适应细胞存在的时候，它们只能向上、向更高一个维度提升它们的意识能量。只要提升一维，进入四维，时间就成了变量，它们就达到永生了。

在这几年里我们所面临的生命挑战，恰好就是这个时间节点上，也就是我们将不断地面临三维空间整体能量结构的崩坏，从环境到社会，到整个自然，再到整个人的三维意识，以及三维建构的社会和经济、商业结构，同步都在产生迅速的崩坏。

如果我们的意识还停留在三维能量结构之中，实际上看到的是层出不穷的灾难。如果知道这个环境不适应三维生命的存在，我们必须把生命的维度提升，进入更高生命维度的状态。

所以超越死亡，超越对死亡的恐惧，在这个时空点上变得尤其重要。

具有高维属性的意识能量，就是所谓永恒的灵魂。灵魂的灵，是高维的意思；灵魂是高维能量。所以，能够具有高维属性的意识能量，来主宰生命的时候，我们就进入永生的状态。

现在这个时空，恰好给了我们这个机会。也就是说在三维空间，执着在三维所有的能量关系，都将迅速地呈现坏空状态。而我们只有超越和脱离这种三维的挂碍，我们的生命、慧命，或者我们的灵魂，才能升入更高的境界，与更高境界的能量产生同频。这时候投影出来的世界将是一个更加美好的，对死亡没有任何恐惧的世界。

只有当下可以超越三维时空局限

真正能够联结高维的时空条件，只有当下。因为只有当下，可以超越三维时空局限。刚才，一会儿，过去，未来，都是三维认知，在这种认知条件下，连四维都去不了，更别说N维（N趋于无穷大）了。所以只有当下可以联结N维（N趋于无穷大）。

这样我们才能真正理解《金刚经》里说的：过去心不可得，现在心不可得，未来心不可得。为什么？因为过去，现在，未来，都是在时间概念上表达的，都是三维认知。在这种三维认知里面，我们不可能跟高维产生关联。但是，现代人很难真正跳出这种三维认知，还在追求着过去——我们生命的起源、宇宙大爆炸，还追求着未来，看未来会是什么样。当我们真正活在当下的时候，所有的未来都是由当下选择的。

为什么呢？因为此时此刻的下一秒，有无穷种可能，哪一种可能会发生呢？只取决于此时此刻的能量状态，我的意识能量状态是上升的，还是下降的。如果是上升状态，未来发生的一切都是越来越好，都是一些美好的惊喜；当下的能量如果是下降的状态，未来发生的一切，一定是越来越糟，限制性越来越强。这就是为什么说"不下念"。

如果一个人能够随时觉察在每一个当下自己的念头、

自己的意识是上升趋势的，还是下降趋势的，他就能够随时调整。一个人能够迅速地把一种当下下降的状态、负面能量在主导的能量状态转化掉，转化成一个正向能量主导的状态，这个叫"不怕念起，就怕觉迟"，这叫念起即觉，这是功夫。随时保持自己"不下念"，才是真正驾驭当下的关键。

所以，真正所有的修炼，修的是当下，修的并不是"过去是谁，未来将是谁"，这个一点都不重要，重要的是当下是谁。这在佛教智慧里面叫"即心即佛，一念天堂，一念地狱"。至于所谓的高维也好，N维（N趋于无穷大）也好，等等，不过是一种描述，让我们在每一个当下能够善护念，能够关照好自己的念头，持续保持一个上扬的正能量状态。

这里面说的正能量，不是我们在物理空间里面简单表达的所谓的能量关系，那个能量是个标量。能量本身可以是标量，但在能量的趋势上，也是可以有方向的。比如提升维度，可以把它称为正能量；降低维度，可以把它称为负能量。或者叫"正向能量"和"负向能量"。

所以，在能量系统里，我们能够随时保持内在能量提升的趋势，进入更高的境界。实时、随时离开这个空间，你都会进入更高的境界。所以时时可死，步步精进，这才是我们真正超越对死亡恐惧的一个关键。对死亡的那一刻的训练，实际贯穿在我们整个生命过程之中，当我们生命过程中遇到各种挑战、各种难关能够迅速地转化的时候，最终我们会了解到，在这个空间里面没有任何一种存在，任何一种能量纠结，能够让我们停滞，让我们烦恼，让我们纠结。这时候我们意识的去向，只有进入更自由、更高境界的空间。如果在这个三维空间还有任何的挂碍，我们就没有办法实现圆满地提升。我们还会因那个挂碍而回到这个空间的能量状态里面，继续去完成因那个挂碍而产生的我们的生命的应用题。一次一次地回到同一个年级，同一个级别，来面对同样类似的一个考卷，这个就是所谓的轮回。如果要不断地升级，我们就要不断地超越有限空间的局限，进入更自由的空间。

第二个联结高维的时空条件，就是内观，因为高维的一切存在在我们的内在，根本不在外面，高维的一切圆满都在内在，我们外在看到的一切都是投影的像。所以，我们在外面找不到投影源，投影源在内在。这样我们就理解《心经》里面说到的"观自在",指的是内观自性的临在,只有往内才能进入高维;自性,是N维(N趋于无穷大)。那么内观自性的临在,临在就是当下的存在,我们不断地往内观,那叫"行深般若波罗蜜多",进入更高的内在维度;般若,是N维宇宙空间(N趋于无穷大)的宇宙智慧。也就是说,三维是知识,四维是智慧,五维是大智慧,六维是大大智慧,到了N维(N趋于无穷大),就叫般若。波罗蜜叫达彼岸,此岸是有形的空间,中间是能量,是无穷无尽的能量波的海洋,到了彼岸,到了最高境界。所以般若波罗蜜是指到了宇宙的最高境界。我们用科学的语境说,它就是N维(N趋于无穷大),在那个境界,"照见五蕴皆空"。从下往上叫观,从上往下叫照;从外往里叫观,从里往外叫照。所以当我们内在达到足够的高度的时候,我们照见整个宇宙空间的一切存在状态,都可以因我们自己和内在的智慧圆满而超越。这也是我们从上往下读懂应用题的关键。

第三个联结高维的时空条件,就是借相,也就是外在的投影反映我们内在的认知境界。外在看到的一切,其实都是在帮我们发现认知。我们颠覆认知的过程,就是提升的过程，这也是借相的过程，所以叫借相明理，借假修真。因为一切的存在，只要被我们看到的部分、感受到的部分，其实全是投影出来的结构，都是假象。所以，我们真正理解一切存在的"假象"属性的时候，我们才不会被这些假象所障碍。我们可以任意在它更高的层次创造一个新的假象，把它超越。同时，我们又不执着在任何新的假象上，这叫借假修真。

这告诉我们，绝对不要执着任何的功德相。因为不知道一切是假的时候，我们以为所创造的一个更高境界的假象就是真的了。当你把它当真的时候，你也执着在那个所谓的真的那个假象上了。所以，真正理解了，我们就能够持续提升，因为我们相信的所有的过程，其实都是假象，都是过程，都是台阶。当我们真正了解到这一点，我们才能够真正实现和持续跟我们内在的高维的关联，持续在提升维度的状态下，实现生命的自在和喜悦。

超越对死亡的恐惧

我在很早以前，看过《死亡探秘》这本书，也跟一些有过濒死体验的人有过交流，从不同的层面有过一些了解。

其实，人的这种濒死体验，存在着很有意思的重复性，或一种规律性。很多人在面临死亡的当下的一瞬间，那个痛苦瞬间就消失了，就是他发现自己离开了身体，可以看到很多人在自己身体的周围忙碌，自己进入空中了。然后，下一个层面的还有会进入一个黑色的通道，在黑色通道的前面有光亮，他冲向了那个光亮的方向，当然这个速度因人而异，当他沿着这个光亮的方向走到出口的时候，他感受到了巨大的光，这种光比三维空间，他在有生之年看到所有的光都强，但是又不刺眼。然后会发现他已经故去的亲人们身形非常高大，出现在他身边，在迎接他，等等。

这分五个步骤，在很多人有濒死经历又回到现实的过程中，比如有人煤气中毒，过一段时间又抢救回来；或者休克几天以后，体验过以后，又回来了的这些人，他们的描述在这几个点上有很大的重复性。

我在讲课的这么多年里，也经历过很多朋友在介绍他们曾经有过的这样的经历。有一位朋友他出了一次车祸事故，当他被抬到手术台上的时候，他的整个身体的血液几乎都流干了，只能用泵往里给他输血，这个时候医生都非常紧张。他觉得在这个期间，有七个小时他离开了自己的身体，他进入了一个黑洞，看到前面的光，当他从那个光里出去的时候，发现周围全是一个个的光球，而这些光球居然有意识，可以跟他对话，他们对话很愉快。他突然想到母亲还不知道他出车祸了，就是他这一念一起，就"嗖"地一下就往回飞，首先就飞到了他的这个手术室对面的二楼的玻璃里了，他发现他跟玻璃是一体的，他觉得不能在这待着，然后他就又一个念，直接又飞出来，直接从手术台的窗户，进入他的手术室，从他的胸口进入他的身体，这时候他的身体剧烈地震动了一下，就苏醒过来。

这只是其中一个案例，其实有很多这方面的案例告诉我们，一般的人们对死亡，因为未知，所以不知道是什么情况。其实，当我们面对死亡的那一刻，如果我们是在一种平静的状态下，我们没有被恐惧感、没有被失落和巨大的愤怒，或者不甘纠缠的时候，我们可能会有一种相对平静的体验。

实际这里都有一个非常重要的概念，就是三维人以为的死亡，在更高的空间格局里面，并不是这么回事。对于死亡的体验，如果身边有对这方面了解的人，会帮助我们超越对它的恐惧。这种验证，有些人亲身验证过，有些虽然没有验证过，但如果对整个生命的逻辑关系比较了解，这些验证会帮助我们超越对死亡的恐惧，也会让我们对生命的意义产生智慧的了解，从而超越对死亡的恐惧。

从生到死，等于进入了一个我们内在提升的升级考场，而且这个升级考场，实际是给了我们生命回归本源的机会。

当然在我们累世的经历中，古代一个人一辈子经过的事、走过的路、见过的人，在现代人很短的时间里，一个星期或一个月就搞定了。这说明在过去投影在三维空间的经历里，我们每一次经历可能带着某一种专题进入。比如，这一世的一次经历，我是来超越恐惧的；下一世的下一个经历，我是来超越贪婪的；再一个，我是来超越情感的；等等。人在不同投影的空间里，也许带着那个空间特殊的生命命题。但是，共同面临今天这个时空的时候，我们发现这个时空密度巨大。古代人一辈子所有的经历，在我们今生今世极短时间内就实现了，就完成了。所以今生今世是一个综合应用考题，也是我们生命真正升级的最重要的一个时间点，或者一次经历，或者说我们在进入了一个综合命题的考场，这有可能会让我们在这个考场得到生命的满分，而达到迅速的提升、升华。

在人类不同的智慧系统里，描述这个时间点，恰好是人类从三维集体进入高维的一个时空点。这个告诉我们，每一个生命在今生今世里是有可能实现全然圆满的。所以，在这个考场上，跟过去经历的所有考场最大的不同，就是我们可以考足够多的题目，实现我们全科结业。当然这个关键取决于你有没有这个愿力，如果你有，那今生今世给我们时空的挑战就是最丰富的。三维整体的崩坏，已经不给我们在三维空间继续轮回的机会了。所以从这个层面去理解，能够在今生今世借相明理，理解我们今生心灵考场的意义。

在这个时空点上，当整个人类的三维空间启动坏空程序的时候，人类已经进入了高维意识能量主导的时代。如果我们能够跟上这个时代每一天迅速变化的节奏，我们将达到迅速提升的生命状态。

实际上，我这些年的感受特别的深，你会发现你周围层出不穷地出现那些追求心灵成长的朋友，这样的人占的比例越来越大；而执着在三维空间中三维的事业、三维的赚钱这些事情里的人，他们的安全感越来越差，紧迫感越来越强，压力越来越大，好像钱越来越难挣。

因为在这个空间里，呈现的能量越来越多的是无价的能量，不是用金钱能够衡量的能量，金钱只是在三维空间里一些有限的显化能量的关系。而这种无限的能量，来自每一个生命本自具足的能量，以付出是生命的第一需要而呈现的圆满大爱，充满大爱的能量都是无价的，都是没有办法用三维的金钱所能购买的。而且，这样觉醒的生命，也并不屑于在金钱的尺度下去继续生存了。所以，这个时空给了我们一个非常重要的挑战。

同时，退休的人在这个阶段，金钱已经不是继续要追求的东西了，而真正要追求的是生命的持续圆满，生命的自在和喜悦。

对内在智慧的迷失是恐惧的根源

因为我们迷失了回家的路，就会被失落与恐惧笼罩，就像小孩，你从家里跑出来丢了，你不知道怎么回家了，这时候肯定有考题。当然有些人贪玩，丢了也不知道，还在那贪玩，所以可能没有要回家的恐惧。但是，随着年龄增大，恐惧会越来越多地笼罩在你的生命之中，或者到了寻找生命本质的时候，到了生命的关键时候，你会有这种巨大失落。所以主要是迷失了我们回家的路，我们的家在哪儿？在N维（N趋于无穷大），那是每一个生命需要去的地方。

认清方向才能回归心灵的家园，但是我们在现实中寻找的时候，如果不能寻找到究竟的本质、本源，那也只是在回家路上的驿站上停歇。回家路上确实有很多驿站，如果你把某个驿站当成了你的家，那可能会耽误很多时间。当真正知道，我们的家是在N维（N趋于无穷大），是无上正等正觉，是天人合一，真正认清这个方向的时候，那中间的所有的驿站都有意义，同时我们都不会执着滞留在那些驿站上。

只有我们的内在才是高维，学会从内在聆听声音，聆听我们内在的指令，这样能够让我们不断地和内在去关联。所以，我们做禅创，包括我们在现实中做决定，用我们的直觉和灵感做决定的时候，能够有机会去回归我们自己的内在，有机会让我们回归自己内在的投影源。那么，追寻内在的强光，不论在任何状态下，我们奔向着那个内在最强的光的方向去，它会带领我们进入更高的、更自由的空间。实际我们N维（N趋于无穷大）的那个地方是一切的源头，那个地方才是最强的光。所以，我们心灵内在真正的投影源，是这个宇宙中最强的光。

现实中，能够感知的最大的宇宙能量就是爱，爱是来自高维的，它像太阳一样，只付出不求回报。太阳是恒星，其实这个宇宙中所有的恒星都是高维能量进入三维能量的通道，也就是焦点。那这些焦点带来的是什么？是高维能量。这些高维能量进入三维以后形成显性的能量部分，让我们能够看得见的就是爱。

爱是无分别的，只付出不求回报，代表着投影源对所有外在恒一的状态，也是我们内在和我们投影源合一的时候，那种本自具足的生命状态。当我们相信本自具足，进入内在全然的觉醒，就真正能够在我们的内在的光芒中照见整个宇宙空间的存在，这个时候我们才能够真正理解什么叫慈悲。

慈悲指的是N维（N趋于无穷大）的宇宙智慧。我们知道，三维空间叫爱，四维叫大爱……到了N维（N趋于无穷大），就叫慈悲。所以，现实中能够感受到最大的宇宙能量就是爱，而我们自己活出这种状态，恰好就是跟高维能量合一的一种生命体验、生命状态。所以我们能够体验到，当我们爱一个人的时候会发现这个世界变得特别的美，这个爱是无条件的。当自己一旦有一点儿条件，这种好感觉就没了。所以爱的根本属性就是付出。

一切狭隘的爱对人都是伤害

一切狭隘的爱对人都是伤害。因为把太阳光聚到一点，这一点就烧坏了。所以，我们要能够随时觉察我们的这种狭隘的情感、患得患失带来的烦恼和伤害跟爱的属性完全不是一回事。很多人说，爱要先爱自己。其实，只要有"需要自己爱自己"的这个概念，表明你的内在没有完全的通透，如果自己是通透的，就会发现自己就是爱本身，爱只有付出才能呈现它的意义。你的爱，在往回找的时候从某种意义上来说还是一种限制。所以，爱这个世界，其实爱的就是自己，因为爱这个世界的当下，爱周围一切的当下，就给了自己对一切体验的无限的美好。而付出的那一刻的美好，不是自己获得的时候所得到的、所能比拟的。所以在我们对于生命的理解中，当生命到了最后一刻，依然在一种不断付出爱的意识状态的时候，体验到的生命状态绝对不一样。

真正启动我们自己内在大爱，面对这个时空能量，面对不断地让自己理解到付出是生命的第一需要，自己在付出的时候，生命才真正在绽放，生命的意义才真正在呈现。在这个付出的过程之中，才真正地、持续地验证本自具足，自己才在这个过程中发现，所有付出时遇到的障碍都是自己的应用题。而当你付出的时候，你周围的世界是一片光明。

为什么呢？因为你面前的所有黑暗，只说明一个问题，就是我们内在还有一些障碍，把我们内在的光给挡住了，内在的光无法照亮我们眼前的这个宇宙，眼前的这个世界。当我们把内在挡住自性之光的障碍拿掉，我们的面前就又重复光明。在这个过程中，通过世间的人事物，通过爱的交流和付出，觉察我们自己内在在看到这个世界上那些不如意的、黑暗的，都是在帮助我们发现内在那些并不通透的点。那些因为我们认知产生的分别，因为分别产生的障碍，它们使我们无法照亮这个世界。只有这样不断地践行下去，才能真正活出生命，达到即使在生命的最后一秒都活在自在的状态里。

通达无碍的心灵自由度，指向的就是 N 维（N 趋于无穷大），这个状态就被称为大光明，又叫明明德。明德是道，因为德是高维，明德就是N维（N趋于无穷大）。所以，明明德，就是不断地破除无明，进入更高的一种空间能量境界。在这种不断破除无明的过程中，我们体验到生命的升华，持续地升华。

在我们生命的整个过程中，不断地去看我们在现实中所处的生命状态和周围世界的关联。进入我们能够融合一切存在的生命状态，这个世界有为和有为的关联，永远会有分别；只有无为和有为的关联，能够无条件关联。当自己真正能够跟所有的有为无条件关联的时候，才能做到无不为。而无不为唯一挑战的是我们自己内在里面是否圆满。我们只要有一点不圆满，就一定会投影出一个我们无法关联的有为。

所以即使到了我们生命的最后，接近圆满的时候，实际我们也只是在关照着，我们还不能接纳这个世界上的什么？那些我们不能接纳的部分，一定还存在于我们内在，有需要我们继续完善、继续完成的功课。当我们能够真正的通达，进入我们内在的圆满的时候，我们就会投影出圆满的世界，这个世界上，就没有任何一个我无法接受的存在，都以无穷无尽的智慧在呈现。

真正的在生命的过程，实现所谓的心物合一，也就是当下身心状态的一种合一。那这个时候，我们的生命，其实已经不仅仅是在三维的状态，而是和我们整个生命的高维融为一体，这也是意识能量和物质能量高度和谐于当下，同时，为我们当下的纵向提升创造了充分且必要条件。

所以，如果我们的生命是活在这么一种境界的时候，那我们绝对超越了对死亡的恐惧。我们生命的内在，是一个持续提升的生命状态，这种提升的状态不会因为我们死亡的那个时候，变成一个节点或者一个拐点。相反，却是一种加速，是一个生命里程碑。在那一点，让我们生命折向更高的维度，进入更高境界的生命考场。

第三讲 亲情与内在困惑

什么是缘？佛教智慧用的这个字，非常的妙。很多人认为这个缘就是众缘和合，是一些关系的聚合，等等。而缘有一个最本质的表达，是投影源里的关系，是更高一个维度里内在的关联。

善与恶的本质

什么是善？帮助我们提升内在心灵能量境界的事物为善，包括我们的意识，我们的念头。什么是至善呢？就是生命指向了N维（N趋于无穷大）的最高境界，到那个状态的时候，已经提升到最极致的境界。

善的相对参考标准是什么？利他。善跟利他是怎么关联起来的呢？一般人比较容易理解利他就是善，那它跟提升维度，就是指向我们生命自由度提升这个方向，怎么能够结合起来呢？

这是一个自然的能量关系，因为只要是付出，就喜悦，就自在；自己付出只要有条件，就有困惑，就有纠结，就有障碍；如果自己越想得到，这个障碍就越大，就更大。所以从这个角度就理解了利他是善的一个相对参照标准，自己在任何一个维度，真正的利他其实都是验证内在本自具足的一个过程。

造成我们能量趋势、维度在降低的状态就是恶。这个恶就是局限，就是限制性。当我们的意识被限制了，我们的心的自由度被我们的认知限制得越来越低，这就是所谓的恶。这个恶就使得我们产生无数的无明。

无明是什么？就是没有办法接到我们更自由的能量状态，我们被自己的认知障碍在了一个狭隘的空间格局里面。我们的心本来是通达宇宙的，但因为这些有限的认知把我们困在一个狭隘的能量状态里。

什么状态是完全没有限制的状态呢？N维（N趋于无穷大）是没有限制的，零维是没有限制的，只有这两点是无限制的，全然地包容一切，所有的在中间层次上呈现的状态，都有相对的限制。所以这个恶也是相对概念。在不同的层次上，它所呈现的主要是以降低我们心灵能量维度的事物都是相对的恶。

更重要的，恶源于分别。所有的匮乏，贪、嗔、痴全部源于分别。我们执着在一维的时候，一维跟其他的一维之间就产生巨大的分别，这就限制了我们在一维这一条线上的生命状态。二维在一个面上被限制，我们跟其他面之间就没有办法切换，也没办法感知到其他面上的信息了，所以这种限制性的概念形成的是狭隘、自私的生命状态。

知道了善和恶的界定以后，我们就知道什么叫善缘，善缘是来帮助我们实现人生更高境界的关系，这些内在的关系叫善缘。

善缘是被内在的大爱所感召的，其实也是我们内在的高维投影出来的。我们内在无分别的爱，就会投影出这种善缘的呈现。

恶缘是障碍我们内在智慧的缘，它的指令是让我们不断地降低我们意识能量的维度，投影源里面这样的内在认知，就可以称为恶缘。这种恶缘投影在我们现实之中，就是来障碍我们智慧的。这个障碍我们智慧的缘是我们所要面对的，怎么办呢？就是要转化它，要把它转化成我们的善缘，转化成我们生命觉醒的缘。

恶缘是被我们内在认知的局限、我们的分别所投影出来的，还是那句话，就是自己的分别意识越强、越狭隘、越具象，受的限制就越强，改变的难度就越大，自己内在能释放出来的空间就越小。在现实之中每一个人都有相应的善缘和恶缘，只是我们是否能够真正地领悟——你现在面对的这个人、事、物是来帮助我们觉醒的，还是来障碍我们觉醒的。所以当自己知道它是来障碍我们的时候，它是一道考题，只要去完成这道考题，会发现其背后还是自己的认知限制。通过一个恶缘觉察到自己的认知，去颠覆掉自己的认知，这个恶缘就转化了。转化成善缘了，这叫化缘。

在这个时空里面，一个觉醒的生命，会对要面对的一切进行化缘，因为所有要面对的，其实都是由内在投影源里的认知构成的，都是它投影出来的像。所有投影出来的像都是来让我们觉察认知的。而转化认知，颠覆认知，让我们产生跟内在通透智慧的关联的那个当下，其实就是觉醒，就是悟。

人生的意义在于了缘

实际上人生的意义在于了缘，了缘的背后实际上是化缘，就是转化缘。我们经常举一个简单的例子，一个僧侣他去托钵乞食，那么他去要这碗饭的时候是结缘，他结了这个缘以后，他要做一件事情，他要给对方做一次法布施。法布施自己直接得智慧，所以一碗饭的缘转化成了他的生命觉醒跟高维关联的一次机会，所以一碗饭的缘转化成了他的法缘、佛缘。对方给了这一碗饭，也听了一段法，所以这一碗饭结的缘，也转化成了他和他高维智慧之间的一次关联，这也是完成了一次化缘。所以我们看到，一碗饭的缘形成了一个共同觉醒的这么一个缘。这让我们能够理解到，真正生命中的所有关系都是来化缘的。

前面说了，善是什么呢？就是让生命觉醒，让生命提升。

任何一种了缘，做到善了，它呈现出来的都是双赢，它都不是博弈的结果，不是争论的结果，不是输赢的结果，不是竞争的结果。大家都在自己生命成长方面提升了一步，而这种提升是没有任何的东西能比较的，那种状态下的喜悦是无价的，不是通过商业能够呈现的。每一次善了其实都是实现了一次消业，就是实现了对认知的一个颠覆和超越。

亲情是人生最重要的主修课

亲情是最能触动我们内心的缘分，也是最能触动我们内在关系的。这是当然的，因为它本来就在内在，它跟内在的关联是最紧密的。这句话说出来只是让大家从这个角度去理解亲情的内在能量关系。

第一，在家人面前我们是最没有伪装地展现出了内在的境界，自己内在境界是什么样，在家里展现出来也是最淋漓尽致的，因为若是装的话，那就很累，这辈子还会折寿。自己不装的时候，内在就会呈现得非常清晰，内在呈现很清晰的时候，就有很多机会面对自己的功课，特别是面对自己的短板。

第二，家人的喜怒哀乐也是我们必须面对的世界，这个东西逃不掉，因为自己出生在这个家庭里面，这个家庭的兴衰荣辱、喜怒哀乐跟自己这一辈子都脱不开关系。即便有些人宣布跟家庭脱离关系，实际上家族血缘关系这个课题，这道考题是逃不掉的。即使这次把它放掉了，考卷不做了，下次这个没有通过的考题还会来。

任何一种亲密关系，都是来学会对另外一个生命无条件地感恩，接受，原谅，包容。只要自己的爱是有条件的，都会在这里面产生各种各样呈现的人、事、物，产生冲突，产生纠结。痛苦烦恼是来提醒我们在这些方面还有需要完成的题目，当自己真正学会了以后，再共同把它放大给世界,这样的亲情关系是日久弥新的,这也是我们在现实中真正理解亲密关系的关键,并不只是强调自己先自爱,然后再被爱,等等。不是外求的,是真正地知道,付出才是爱的本质。所以每个人在生命中多多少少都体验过,当你去爱一个人的时候,会发现这个世界在当下变得特别美好。但是当你只要一想他会不会同样爱我时,只要起这么一个念,这个好的感觉就没有了。那还有些人,干脆就是想等,等着别人来爱自己,这种等的状态是很难感受到付出爱的那种美好的感觉的,这种匮乏的外求状态得不到真正的好感觉,到最后往往都是失望。

所谓夫妻是冤家,其实夫妻关系并不是冤家,是来解题的,是来陪伴做生命功课的。夫妻之间所要做的生命功课是我们今生最要做完的功课,为什么呢?因为它反映的是我们生命中最短板的呈现,一个生命如果不修短板很难真正圆满,如果都是在扬长避短的话,这个能量场很难中正。只有不断修短板才是获得真正圆满的基础。夫妻关系的背后是学会爱与被爱的同修和伙伴。当我们能从投影源去读懂这种关联的时候,就会从对方身上读到自己该修炼的生命题目,也会发现,当自己内在转化的时候,对方的能量马上就会转变,对方也是自己投影出来的最该修炼的功课。

我们经常说,儿女是债主,其实并不完全是这样。在纵向能量关系方面有这么一种关联:儿女代表着我们能量的趋向,儿女是带着与生俱来的高维智慧到这个空间,我们要成就他的高维智慧的时候,实际也是帮助自己不断挑战我们今生今世的认知局限。很多孩子带着与生俱来的高维智慧来了,而老师和家长这些被三维完全障碍的人,试图把他们也变成三维的状态,这时候跟他们之间就会产生冲突,当我们觉得对他付出了很多,认为对他们很好的时候,他们很难接受,甚至完全不接受,为什么呢?因为他们今生要达到的生命境界是高出我们的,所以无论你怎么付出,很多时候都很难得到他们真正的理解。这个时候,要把儿女内在与生俱来的高维智慧去真正读懂和呵护好,呵护好他的童子功,然后给他创造持续唤醒智慧和实现他今生使命的条件,为他创造这些条件的过程,其实也是我们突破自己三维认知障碍的机会,会从他身上看到,原来这个世界的未来还有着更自由更广阔的发展空间,人类将以更自由的生命状态,呈现在这个宇宙之中,伴随着儿女的这种天命和使命，同时自己产生觉醒和成长。

另外，我们还讲到百善孝为先，讲孝道。儿女们要学会中华文化最优秀的孝道，但如果我们只把这当成人格化的孝道的话，那我们的格局还是在三维。因为我们的生命来自父母，来自祖先，这是在三维空间投影出来的结构逻辑。实际上生命来自高维，来自投影源，高维才是我们生命的出处。对于家族、祖先的这种描述，只是把高维演化成三维人能够接受的存在，之所以要孝敬祖先，是因为我们要回归高维，要对高维无限的恭敬，才能够跟高维智慧关联起来。最本质的孝是让我们回归投影源，回到本质。所以这个百善和孝，不仅仅是横向对祖先的孝，也是纵向对整个生命内在的源头的孝，所以叫百善孝为先。

所以这样我们就知道，所有的亲情和我们内在的各种困惑，本质都是我们得智慧的机缘，我们就是要来转化这个缘，转化成跟我们内在终极智慧关联的机缘。

黄金十年,重新出发

第四讲

"黄金十年，智慧选择"是王佰玲老师提出来的，她曾经在我们国家健康保险行业工作多年，在这个系统里面也是一个非常知名的老师。她在退休前后，和一些志同道合的朋友写了一本书，这本书的名字就叫《黄金十年，智慧选择》。

第一次接触王伯玲老师，看到这本书的时候，我就被这个题目所震撼。从中深刻地领会到一个非常重要的概念——刚退休的十年对社会和个人都是最宝贵的生命财富。因为在这个生命阶段，我们从为之奋斗了大半生的事业中退下来，曾经大部分人在这个事业中扮演着一个在大的系统里面的一个具体的角色，自己的行为和各种选择，都是以这个系统的需要作为践行的基本原则。当然，那也是一个非常重要的考场。从这个角色退下来的时候，我们会面临着生命的一个选择，也就是晚年。当走向生命终点的时候，我们过一种什么样的生活？说得更直接的话，也就是我们的生命终极去向在哪个方向？

很多人可能很难考虑这个问题，认为活着的时候，就已经把一切都经历了，该有的都有，没有的也拿不到。但实际上这只是一个三维认知。而站在更高的时空格局里面，我们会知道生命不仅仅只是在三维层次上,它有着不同的生命境界。所以,我们三维人认为的这个死亡,其实在更大的空间格局里,并非如此。

人生的不同阶段的功课

在东方智慧里面,对人生的不同阶段,有着不同的系统描述。大家比较熟悉的是"三十而立,四十而不惑,五十知天命,六十而耳顺,七十从心所欲不逾矩"。解读这个逻辑的表达有很多种,我们在这里把生命的经历理解为是在一个升级的考场上,当然前提是我们对生命的意义有个确认。即生命的意义在于持续提升我们意识能量的维度。

在提升意识能量维度这部分,有两个能量体系:一个是纵向,一个是横向。

第一个纵向能量体系,就是我们讲的乾道能量系统,叫"天行健,君子以自强不息",天行其实是去高维,自强不息就是修无止境,趋向 N 维(N 趋于无穷大)。天行健,君子以自强不息,给我们的生命有一个非常明确的指向,就是提升意识能量的维度,也就是提升灵魂的高度,这里面的灵是高维的意思。

第二个是在现实层面的能量，是坤德能量系统，叫"地势坤，君子以厚德载物"，指的是意识能量和物质能量高度和谐于当下。意识能量和物质能量在我们每一个当下高度和谐的时候，实际是为纵向的提升创造了充分且必要的条件。在这个当下，自己面临的一切处于一种和谐能量状态的时候，那个当下就有可能与内在圆满的智慧产生同频和关联，这就是生命的意义。

生命意义呈现在整个人类生命的过程中，在每一个不同的时代，有着不同的游戏规则。每个人所面对的世界都不同，在不同阶段游戏规则都不一样，包括各自人群的文化背景、科技发展水平、用到的工具也不一样。比如到三十岁的年龄阶段，我们开始对时代的游戏规则能有所了解，而且能够真正地进入我们生命内在持续成长的阶段，或者说在现实的践行中，真正开始实践我们的生命。当然，这是古代讲的三十而立。

在我们东方智慧中，对于人的教育，从出生开始就有一个完整的体系。

首先是幼儿养性阶段，人从一出生的时候，就带着与生俱来的高维智慧，也带着认知，由于这种内在能量的结构中存在某些所谓缺陷或者是偏性，即不圆满，所以让我们通过投入到这个考场上来圆满，而幼儿养性是保持幼儿内在的高维能量属性，在现实的教育中不去破坏幼儿天然的跟内在高维智慧的关联。

再到童蒙养正阶段，针对儿童内在能量结构不圆满的部分，给出正向指令，正心、正念。少年养智阶段，就是要设定一个在该时空中生命所要担当的使命，以什么样的一种事业来承载自己在这个考场上的应用题。

而到三十岁，成人养德，是在不断地觉察生命的题目，明确这个题目，并且真正地开始去做这道题。

到四十而不惑，也就是通过十年的践行，参透现实的宇宙规律。在这十年按照游戏规则，去了解整个宇宙时空在这个时空点上呈现的能量关系和它内在的能量属性。这在儒学思想中叫格物和致知。格物不是停留在所谓格除物欲这个概念，这个物代表了整个的存在，也就是在这个实践中对存在的整体能量结构有所了解。在现实的人生经历中开始转识成智，在这个过程中不断地转识成智，不断地读懂生命的应用题。

五十知天命，也就是十年的反求诸己，了悟今生的使命。通过这个十年，在人生中不断地读懂、读透生命的应用题。什么叫读透？这叫彻悟的境界，也就是真正读懂这道题和我们生命彻底觉醒之间的关联。什么叫彻底觉醒？就是内在圆满，实现天人合一，实现无上正等正觉。到五十就知道我们为了完成这样的终极使命，我们真正的天命是什么，这道题到底在考我们什么。

六十耳顺，也就是超越现实中的一切烦恼。因为在这个时空里面，我们已经进入了一个觉醒的生命状态，此时，这个时空中的任何烦恼都不会影响到我们，而通过这些发生的呈现，会读懂所有的烦恼都是我们得智慧的机缘，这个超越在每个当下会发生。由此能善借红尘中的一切境来启发智慧。这就是黄金十年的时间段，是生命内在智慧迅速提升的特殊时期。在生命过去的实践中，我们基本做到格物、致知、诚意、正心，这个时候，真正地修身、齐家、治国、平天下。超越小我也就是超越我相，这叫修身，然后超越人相就是齐家，超越众生相是治国，超越寿者相叫平天下。所以，人生六十以后可以有更大的担当，而这种担当的格局是远远超越我们曾经的那些经历，这时候的担当完全超越了三维的生命状态，选择了一个持续提升的生命方向。

到了七十岁,从心所欲不逾矩,它指的是印证了驾驭现实的心法,也就是真正进入了"见山还是山,见水还是水"的境界,这种境界真正达到了心物合一,知行合一。而且这个时候他对整个时空各种存在的游戏规则了然于心,会在任何一个场域中呈现生命当下的自在境界。

所以,我们只有真正了解在人生的不同阶段我们面对的生命题目,才能够了解黄金十年在生命过程中的重要性。

六十岁人生面临的应用题

如果说我们到六十岁以后,我们还在为物质的丰盛而努力的话,那实际是一种遗憾。对于每个人来说,生命能够自然自在地成长消耗不了多少物质。人不需要为自己的生存而担忧,但是人类在发展经济、商业的时候,放大了欲望。这样必定会激发人的贪婪和恐惧来实现经济和商业的运转。当不断地刺激欲望、贪婪和恐惧的时候,就是在否定人的本自具足,是以生命无休止的匮乏感作为一种动力,这种恶性循环的放大,是人类从古到今发展过程中的一个主要趋势。走到今天,我们开始觉醒了。发现这种以欲望、自私作为动力的时空阶段是反自然的，也是反生命的。所以当了解到这个层次的时候，我们才知道，现实中我们必须在这个年龄段中从物质的旋涡中跳出来。

当然浑浑噩噩的人，不了解、也没有按照这种次第来理解和实践生命，他们也有很多的经历，但实际上并没有真正给他带来对生命意义的确认，所以很多生命很遗憾的在这个过程中被浪费、被误导了。

当自己的内在结构，属于高维能量占的比例多的时候，自己的生命状态就呈现出美好、自在、喜悦、充满创造力；当自己的内在结构，低维能量占的比例多的时候，所呈现的生命状态就是恐惧的、焦虑的、贪婪的、残酷的、弱肉强食的。所以当我们明白生命的内在能量结构决定了我们外部世界的呈现时，我们就知道外部的一切呈现都是帮助我们觉察、发现内在能量结构中的不圆满，从而让我们通过颠覆我们的认知，让它逐步调整到更加趋于圆满的生命状态，这也是我们特别重要的生命自觉过程。

我经常说，我们的内在生命能量有五个境界，兽性、人性、天性、灵性和神性。它分别代表了五个层次的能量状态，兽性是低层次的三维能量，人性是平均的三维能量，天性是带着高维信息的三维能量，灵性是高维能量，神性和佛性是 N 维（N 趋于无穷大）圆满的能量。我们每个人这五种境界的能量都有，只是分配比例不一样。自己内在分配比例是什么样，就会投影出外在的现实的生命状态是什么样。这个是一个非常简单的逻辑，会让我们到了这个时候开始审视我们整个生命过程之中所面临的一切，觉察到每一件事情都是在帮我们发现我们的生命的应用题，我们可以主动地进入一个做题的状态。因为在这之前很多时候我们是被动地面对题目，经常是按照一个应用题的表象来做，没读懂应用题，也可能没有做对。

我们的生命经历很丰富，有些应用题，也许我们当下已经完成了，但是也有些应用题，它一直等待着我们的生命在彻底觉醒的状态下，去彻底地把它完成。

今生不只是来扬长避短的

在我们三维的奋斗经历里面，大部分人是在扬长避短，通过扬长避短来获取生活资源，也就是发挥我们生命的长板强项来获取自己的事业上的成功，获取或者说不断地验证本自具足，确认对自己生命内在的信心。实际上，我们今生今世是来修圆满的，它不仅仅只是让我们来扬长避短的。扬长避短其实有一个持续的缺陷，因为我们最重要的课题实际是短板。就像一个木桶，最关键的问题其实是短板，但是在现实中，我们刚进入这个时空的时候，需要确认我们自己的存在，需要去对这个存在的价值的意义加以强化，需要让我们在这个空间里获得自信，扬长避短是一个过程。相当于桶里的水加到短板的高度的时候，再也加不进去了，这时候还要扬长避短的话就是继续往里加水同时把桶稍微斜一下，注意"斜"这个字，是通假字，你只要一斜，你就得把着不敢松开，一松开它一复位，多进去的水就又会漏出来。所以为什么很多人在现实中修炼，修到一定程度的时候，一件事情出现就会把他打回原形，就是因为没有修短板，这个短板还在，一撒手一不注意，就回到原来的样子，这个叫"地狱门前僧道多"，所以不修短板，这个生命就确实很难圆满，而且到最终可能白来一趟。

所以到了退休这个阶段，要真正地开始圆满生命，开始修短板，开始真正读懂我们的过去在物质世界的奋斗之中在哪些点上障碍着我们的圆满？这是非常重要的一个警示。

往往在现实事业之中，我们大部分人基本上专注的是成事，就是怎么把我们面临的一件一件事做成。实际上如果要觉醒的话，你追求的成功叫成就功德，这个功德是维度，成就自己维度的提升。所以，当一个人在整个生命过程中持续地知道、觉醒到所有生命中出现的人、事、物都是来帮助自己成就功德的，成就内在的维度提升的，那么他就很早地进入了内在提升的阶段。但是，大部分人在现实的各种事件之中，对遇到了各种挑战、发生的各种烦恼，并没有真正地读透，一直在不断地透支能量来转化表象的能量关系，外在发生的一些对于我们更本质的提示，往往被忽略了。

这个时候会出现第一个阶段，就是面临年龄大了以后就开始生病，而发生在身上的疾病是对我们更加强化的生命功课的提示。所以在这个阶段，身体状况告诉我们内在的情况，就是让我们去觉察我们的生命功课是什么？在与徐梅院长就《整体医学》进行对话的时候发现，很多人到这个时候，身体产生疾病，一开始还是按照一般人的逻辑去治病，但是在整体医学系统里面，徐梅院长能够利用生命数字、《易经》来帮助大家去发现这个疾病所对应的生命功课是什么？当我们通过身体出现的状况，去了解自己的生命功课，而又能去完成这个功课的时候，就发现生命状态不一样了。

因此,身体的状况在这个时候,也成为了对自己生命功课非常重要的提示,在这个状态中开始回归内在去做我们内在的功课,也就是进行高维实践。在退休之前,大部分人是以三维实践为主,当然不同根器的一些人,也在同步进行高维实践。到了六十岁以后的十年,我们要进入宁静的状态,进入五个 jing,迅速学会在五个 jing 的高维实践条件的导引下,让生活活出一种宁静的状态,而这样宁静状态会让我们联结高维智慧,我们叫作宁静中的晚霞,这个高维智慧实际是来帮助我们启迪,帮助我们提升,帮助我们不断地跟内在圆满智慧进行同频共振。所以,这是"转识成智"非常关键的一个点。所以,退休后的高维实践所占比例会越来越大,而三维实践的比例会逐渐减少,而达到三维存在和高维存在高度和谐的状态的时候,就为我们纵向的提升不断地创造更好的条件,为我们生命的升华打好了基础。

开启人生觉醒的新篇章

提升心灵能量境界的关键阶段恰好是在退休之后,有一句话叫"朝闻道,夕死可矣"。在这个阶段,如果你的生命彻底觉醒在当下，你就知道自己能够在每一个当下保持意识能量在一种上升的状态，这叫"不下念"。这是需要进行训练的，它是一种功夫。不下念是什么意思呢？就是随时保持意识能量是在一种上升的状态。

怎么样才能随时保持这种上升状态呢？第一，必须相信内在是本自具足的，我们的生命是在不断地趋近和回归本自具足的生命状态的。第二，必须同时要有大愿，就是让自己在今生今世一定要走向圆满。有了这两点，自己的觉察力会变得非常的敏锐，会随时关照自己现实中遇到的人、事、物和这些人、事、物对自己内在产生的影响。这种关照会让我们瞬间把所有人、事、物的呈现，全部转化成自己内在成长的应用题，同时能够读透这些应用题跟我们生命圆满之间的关系，这叫彻悟。能够真正达到这样状态的时候，我们每一个当下都是在提升。而且，在生命里出现的各种复杂的和冲突的经历，都是让我们内在认知立即呈现，使我们有更多的机会，同步地去完成更多的应用题，也就是复杂的问题。其实任何现实呈现得再复杂，都是我们自己内在认知投影的像。内在认知就是障碍，所以颠覆认知就是提升，就是所谓的消业。

这个时候我们越来越多地开始用心法来驾驭方法，也就是通过投影源来驾驭投影的像，而不是停留在一个方法的层面，只是想用方法成事。而且，开始想用心法成功，这样我们能够保持我们的生命状态持续在提升。

生命每个当下的实践，都是所谓的死亡训练，都在决定着濒死的时候的生命去向，这是一个非常简单的逻辑。但是，现实中人因为沉迷在三维的生死观里面，很难理解这个生命的永恒。提升维度而建立这种永恒自在的生命状态，是靠我们平时一点一滴在每一件事情上修炼出来的，这就是功夫。

内心的宁静给了我们飞跃的空间。还是那句话，心法是高维实践，它有5个jing，一个是干净，一个是平静，一个是恭敬，一个是镜子，再一个是境界。真正达到高维实践，就是要随时为我们自己创造这个高维实践条件。这是人类所有修炼最本质的部分，所谓的修炼其实都是在创造一个高维实践条件，让我们和自己的内在进行关联。这个时候产生对生死的深刻领悟。对生死的科学解读，是建立在整个时空能量关系上的。在任何一个中间维度上的能量关系，它都是一个局限的能量投射，是整个的圆满和完整的能量结构在一个局部的投射，这个局部的投射反映着我们整个内在能量结构的属性，反映了它的偏性，也反映了趋向圆满的诉求。当知道这件事情的时候，我们才知道，一个觉醒的生命，在横向是持续圆满其生命的能量和谐的状态，我们把它叫福德，也叫情商，能够与其所有投影出来的生命存在达到一种高度和谐的状态，这叫知行合一，这叫意识能量和物质能量高度和谐于当下。呈现在生命能量上的和谐就是个人的健康，呈现在家庭情感能量上的和谐就是家庭和睦，呈现在社会中的平安就是社会能量的安宁，呈现在自然中的生命美好就是我们自然能量的和谐。这种和谐为我们纵向提升创造的充分且必要的条件，有了这种和谐的生命状态，我们不用担心，纵向的提升必然会发生。

所以说死亡不是轮回，不是在我们三维空间里面不断地投影出这种时间是常量的周而复始的生命状态。它是什么？是提升，是回归投影源。道家思想中专门讲到出生入死，《道德经》里讲生死，上来就讲出生入死，从高维空间投影到这个空间叫出生，回到高维空间叫入死。只要回到高维，高出一维就永生了。所以站在这么一个空间格局里面去解读生死，我们会很释然地发现，生死在当下生灭之间。一念生，一念死；一念天堂，一念地狱。所以随时保持不下念，随时来觉察自己认知的障碍，颠覆认知的时候，或者是跟内在关联的时候，这种自在就是法喜，就是在不断地让我们的生命在这个过程中持续觉醒，超越对死亡的恐惧。

这时候自己再回看生命的过程中，从自己一生下来到记事，一直到退休，再到今天的当下，过去发生的一切，其实都有意义，都是让我们去觉察我们的生命功课的。在这个时候我们才发现，原来这辈子遇到的所有的事情都有意义。只是在当时发生的时候我们没有读懂它的意义，而今天我们退休以后，我们静下来，站在更高的维度上能够读懂，能够看到那些应用题有些我们还没做，有些是我们已经做完了，这个时候我们会不断地为自己按下确认键。所以，现实是心灵的投影，就是让我们通过现实去了解我们内在能量结构持续圆满的方向。

超越生命，超越时空，一定在当下。为什么呢？因为"刚才、一会儿、过去、未来"全是三维认知，在这个认知里面，连四维都去不了，就别说高维了。只有当下可以通达高维，所以修炼修的是当下，不是修"过去是谁"。"过去是谁""从哪下来"都不重要，因为自己本来是具足圆满的，说自己是谁都合理。因为这个世界是由自己内在圆满的存在投影出来的，所以我们不必在乎曾经是谁，也不必在乎自己未来是谁，只在乎当下是谁。修炼的本质实际是修的当下，在这个过程里，去真正地觉察。

驾驭自己，离苦得乐，不离当下。其实我们人生最大的障碍，三维人最大的障碍就是认为时间是常量，因为时间是常量，有了过去，有了未来，有了刚才，有了一会儿。但是有人说，这个说法我们根本理解不了，怎么没有过去，没有未来，没有昨天，没有明天呢？有，只是在这个空间里面有，当自己的维度提升了，就超越了这个狭隘的有。在提升维度以后，看世间的一切事物，一下就读明白了，这个读明白了，带来的不是失落，有的人以为明白了以后就失落了，其实不是。带来的是自在，是无挂碍，是真正地去验证更高境界的生命，让我们自己在有生之年在这个考场上，能够真正地保持头脑清醒，保持身体健康，让考试时间尽可能延长，可能交一个更好的答卷，升级了。所以面对当下考题的状态才是关键。

所以，晚年给了我们去完成内在生命课题的机会。把握好这个机会，会让我们迅速地进入每一个当下，在持续精进的生命状态，这时自己已经不需要努力，这个努力是在外边使劲。而精进是内在提升，自己会发现随着内在的提升，外部世界会迅速转换，周围的世界会越来越美好，这个时候才是在验证我们内在是在提升的。

活出生命的大自在

我们说恐惧不是逃避躲得开的，如果自己靠躲避战胜恐惧，那你就没有办法真正地超越恐惧，得用智慧来战胜恐惧。当真正能够了悟宇宙空间所有的存在，包括生命存在的内在关联、内在关系的时候，才发现原来我们在三维恐惧的东西，在更高一个维度完全不存在了。

很多人面对痛苦总是逃避，或者是用其他的刺激来覆盖这个痛苦，这些东西都解决不了本质的问题。真正战胜痛苦就是用心法，是了悟意识能量的巨大作用，知道念一转世界就变了。但为什么我们变不了？是因为我们太强悍地陷入在三维的认知系统里，这些认知系统形成的是一种相对固化的藩篱，这种藩篱是对我们活出生命内在智慧的一种障碍，只有先跳出来，然后才会用好它，如果没有跳出来，那自己就是认知的奴隶。

当了悟了内在能量关系的真理，这个时候自己就知道当不断地付出的时候，是在验证内在的本自具足，在投影出这个世界是一种付出的形式，彼此成就的一种状态。因为自己的付出，所以才会投影出这个世界的付出。大爱本身在表象上，好像是付出给别人的，实际上是在验证本自具足，在这个过程中体会生命的那种自在，用大爱的光照亮周围的世界。其实你看周围的世界是光明还是黑暗呢？只取决于自己内在有没有东西罩着或者障碍着光明的出现，那外在所有的黑暗，其实只说明一个问题，说明自己内在有一个东西，把光挡住了，所以才投射出外在的黑暗。把这个东西拿掉，外在就光明通透了。所以我们通过外在的世界来感知我们自己的内在，把我们自己内在障碍自性之光的那些东西拿掉。

超越三维的牵绊，必然达到高维的永恒。我们在三维空间里面，在一个心灵牢狱里，我们真正能够了解这个牢狱不是我们留恋的地方，而是我们不断地在这个过程之中自新的场所。所谓的自新，就是能够自省而且能够看到生命的方向,能够知道我们如何去"越狱"。只有纵向提升才有可能"越狱"。在三维空间里能转移、转换几处监狱房间,提高些什么待遇,其实没有什么根本意义。在三维空间的各种事物中,贴上小我标签的时候全是挂碍。一个觉醒的生命,会在三维空间不断地去了私,撕掉所谓属于自己小我的标签,这才活出一种大我的生命境界。在自己内在先把它撕掉,把它拿掉,当拿掉这个时候,这个生命将是以无为来驾驭有为,最终达到无不为,达到生命的圆满。

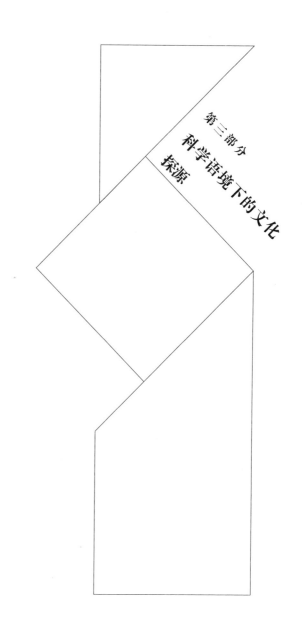

第三部分 科学语境下的文化探源

中华神话的高维境界

第一讲

"神话"指的是来自整个宇宙的最高境界的信息,是高维信息的三维表达。但是,很多高维信息,来自四维、五维……的信息,如果不知道这些表达背后都有它的投影源,就没有办法悟出究竟的含义是什么。那些在中国传承下来的直指到通透的宇宙智慧的神话,才称为"神话"。

我们在描述"神仙"的时候,往往把高维的都说成是神,这个神、那个神,但是这些神的背后有一个统一的"神",就是一些教派里面讲到的"神是唯一的"。神的描述在文字层面里可以理解在不同的层面的一种呈现,但到究竟层面上,到最终层面上是合一的。这种表达对三维人来讲,必须呈现出有形、有相、拟人的表达方式,才真正跟三维人自己产生关联。如果不表达成三维的有形有相的形式,那种对高维感悟的随机性,会有无穷多个表达方式。

而中国的神话跟三维的"形""人"有联结,但"意"站在三维逻辑上解释不通,三维人很难按三维的逻辑去理解这些神话描述的事情,造成了纯粹在三维认知状态的人无法从神话的表象去真正领悟神话的内涵。

就像美国哈佛大学的戴维·查普曼教授理解到了一个很深层的共性的东西——抗争,那是因为从下往上看。把这些事情排列起来，按照三维人二元对立的意识看，这种解读在这个层面上确实有道理。但是超越三维有限认知以后再去看这些神话背后想要表达的，站在更高的维度，就会领悟到一些本质的境界，这才是中国的神话更深层的含义。

坦率地说，西方教授对中国神话的解读会让人对中华民族产生某一种误解，觉得这个民族就是"好斗"，与天斗、与地斗、与人斗，没有外面对手就内斗。虽然不这么说，但是很多人容易想成这样，很多人站在三维逻辑认为就是这样。

从东方智慧的本质以及跟高维能量之间关联的方面来讲，很多人无法理解，这"斗"到底是跟谁斗？站在更高的维度上，这个所谓的"斗"，理解成是跟自己内在的认知障碍斗，是对自己所有的不同维度上的认知障碍的颠覆与超越。

高维空间在每一个生命内在，根本不在外面。中国人所谓的"斗"也是发生在高维，发生在自己内在。

自己内在的所谓的"争斗"有两种方向，一种是横向的拓展，打开内在的边界；一种是纵向的提升，是颠覆。

生命根本的意义在于纵向的提升。

如果在博弈对立的任何一方，被能量关系障碍在这个层次，就没有办法真正地提升。执着在抗争跟博弈的关系里，会让我们在这个层面的能量不断在这里转化，不断在这里面拆东墙补西墙，障碍了纵向提升的可能。只有当领悟到在任何一个层次能量都能达到一种和谐互动与和谐存在的状态，才能为纵向提升创造充分且必要条件。只要有一种对立在，意识能量一定会被这个对立牢牢困在对立所在的空间境界上。这样理解的话就超越了一个横向的博弈关系，从而走到纵向的不断跟自己内在的无明、认知障碍抗争，颠覆，超越，这个过程叫"消业"。

东方智慧的整体不是在与天斗、与地斗和与人斗，它是个相。从战天斗地的逻辑投射到更高维度看，实际上是跟自己心性中那些认知障碍去战斗。只要在心性中有执着、有障碍，就统统称为魔，即心魔——障碍我们获得圆满智慧的就是心魔，任何一个层次的固着的认知，对我们来说就是魔障。这样我们一下子就理解了，站在不同维度领悟到的中国神话的不同境界的智慧。

神话中那些例子，愚公移山、精卫填海等等，都是在用生命去超越、战胜内在认知的障碍，是提升生命维度的过程。其背后的支撑是什么呢？是彻底地相信生命内在本自具足，也就是内在具足高维智慧。当你有回归本自具足的大愿的时候，中间所有层次上的认知都必须被超越。三维空间所能看到的所谓的"冲突""障碍"，其实都是自己提升的功课。

三维逻辑认为我们在三维逻辑上可解释的事情才是合理的，那些因三维认知产生的障碍，就永远无法突破，神话里借用在三维逻辑上无法理解的事例告诉我们一句话：你只要执着于这个呈现都是障碍。把一切我们能看到的现象和我们对这个现象的空间格局的理解当成障碍并把它全部超越了，才有这一系列神话里不可思议地呈现。

你不站在足够高的意识空间格局里去读这些神话，就读不透，就会有纠结。要不就会用神话吓唬人，要不当作笑话，要不然对它迷信，要不然对它否定。只有当我们站在足够高的意识空间格局的时候，才能真正读懂每一个神话对唤醒内在智慧的作用是什么，也只有这一件事有意义。

对于每一个神话的解读，我相信，在这方面有很多文化的专家。也有很多在不同的系统里，特别是中华传统，尤其道家系统里面修炼到一定境界的人，对每一个神话内在的解读都有很独到的地方。

第二讲 中医的东方思维

在前几年更多地接触到了中医健康整体系统的时候，我发现一个非常重要的现象就是西医系统通过近两百年人类的共同努力，建构起一套很完整的体系，但这套体系的特点是完全按照人的现代科学思维建立在三维空间基础上，也就是建立的基础是在非常有限的物质空间层面。那么它的发展从下往上延展的时候，每个成果的突破其实都是很艰辛的，需要大量的物质基础，它跟我们科学的发展是紧密关联的，西医的精神就是解剖、分析、手术。

可是我们东方智慧中东方人的思维逻辑，本质是一个整体宇宙观，是建立在N维宇宙空间（N趋于无穷大）范畴之内的。它是从上往下建构的，这种建构的结果会使东方人在整个系统里边能看到全貌全像。但是在现代这个世界中人们的主体意识是以物质世界为基础建构的，所以中西医在现实中的融合是对人类一个巨大的挑战。

中医经过这么多年的发展走到今天，我们发现一个很重要的特点就是它的离散性。它有很多相对独立的体系，而且这些体系相对来讲都比较小，但这些体系往上追溯都以《黄帝内经》《伤寒论》等老祖宗传下来的经典做传承基础。这些分布系统面临最大的挑战是怎么把它们联结起来，中医能不能像西医那样靠商业利益来推广呢？难度其实非常大。因为中医在治疗层面有许多是超越我们这个三维空间的，是意识层面的解调，意识层面的解调很难去标价。当无法对一些东西标价的时候，用商业的这种方式去联结，难度非常大。

比如说，有的针灸师非常棒，他知道你这个病一针下去肯定好。但是这一针下去好了的话，怎么用商业价值来评估它呢？因为通常人们觉得，你把我扎得满身像刺猬似的才值钱。你一针搞定，那么简单，你能挣钱吗？所以，有的人认为就必须多扎点针。针扎得多，人家才觉得你高明。有些人在扎上针以后，还在针上做点文章，其实明白人都知道，那一针其实已经到位了。当然了，也有些组合针法，它有它的道理。但我的意思其实是说，中医明白的了解宇宙和人体的能量（阴阳）运行关系，用很简单的小招就能解决问题，不需要花那么大的精力及调动那么多的物质能量来治疗。你把中医搞得太复杂的话，反而把中医的本质给丢掉了。但是在商业评估里面，这件事情在现代人的意识之中很难理解。

与中医的联结很难用商业利益去联结，因为有些东西到高维，就没法评估了。怎么可能用三维认知的习惯和价值观去评估一个高维的东西呢？这是不可能的。就像蚂蚁根本没法评估人。换句更简单一点的比方，一个一年级的学生怎么能评估二年级、五年级的学生，中学生，甚至研究生、博士生的水平呢？在他的眼里，二年级学生的水平一定是最高的，因为二年级的学生刚上完一年级，他们有很多共同语言，但他又能说出比他高一点点的东西。

中医的整个系统，一定是从我们东方智慧的整体观去建构的系统，而这个系统绝对不是建构在利益关系上的。如果我们建立在物质利益关系上，很容易崩塌，因为这个世界上的利益关系、商业关系是稍纵即逝的。商业有个商机，商机来的时候，你抓住了，这个市场就抓住了。否则，一过去就不值钱了。但是中医两千年来，它不是一个宴席，它是个精神大餐。这种精神大餐是不会受物质世界影响的。

中医认为疾病是阴阳五行平衡被打破，出现了能量偏性，所以治病是重建平衡。而我们现在的人在三维空间里大家注重的是解决问题。解决问题是在一个有限空间里面，横向的能量博弈，能量转换。我们以为能量的守恒是守恒在这个三维空间的，其实不是的。中医里面有大量的高维来解调三维疾病的例子，当然在过去的理论体系里边我们能做到，但是说不出来，说出来的时候还要分场合。因为用的语言、语境，你说出来以后，人家觉得你这是迷信，因为用科学的尺度去套的时候，发现你这个不科学。

中药是我们大自然中有形的五行能量分布，每一味药的频谱，它自己形成这个物质的像的频谱，都是跟五行分布有关的。如果身体的五行失去平衡，我们可以通过一个有形物质的五行能量分布来补充它。吃的不是这个有形的像，而是跟它背后形成的能量进行一个调制关系，这是关键。

中医事业其实是一个特别好的机遇，但这个机遇我们是按照西医的发展模式把它商业化呢？还是突破这个想法，以责任模式引领，来走一条未来的别人没有走过的路，这是两种完全不同的道路。

当年我们的老祖宗提倡的是什么呢？"悬壶济世"。所以我们能不能用中医来做一件事，叫"贵富济世"。就是让富人们变成贵族，给富人这种机会，让他们把财富能够真正支持到"济世"这件事上。因为中医是可以济世的，它济世不是用纯商业的方式，它完全可以用公益的方式。因为你用商业的方式,中医跟西医之间,会产生巨大的商业矛盾,这种巨大的商业矛盾会让我们做得比较辛苦。当然,不是不可以,有绝对优势的技术和产品是可以保持的。但中医的优势不是以治病为目标的,是以保证人的健康让人不得病为目标的。如果在这里面去大行其道的话,那它的范围会很宽。

最近这些年很多人为中医冤枉,冤枉在哪儿呢?一些全能运动员在跟职业篮球队拼篮球,规矩也是人家的,技术也是人家的。但我们把全能的优势发挥以后,并不在乎在篮球场上的输赢。所以,这是中医发展更拓展的一个思路。

探索生命教育的本质

第三讲

每个人面对生存、生活、生命时各方面的思考和对现实空间能量执着的程度不一样，所以关注点也会有一些差异，但是在社会的大趋势下"生命教育的问题"会越来越引起人们的重视。

其实孩子们带着与生俱来的高维智慧，也就是在我们童年的时候，这些内在的高维智慧在我们跟现实的联结中会给我们一些接通智慧的机缘。但是我们的教育恰好忽视了这部分的内容，随着我们在现代教育模式中以知识为主导的模式的覆盖，这些高维信息通道逐步被封闭了。

呵护孩子与生俱来的高维智慧

当被封闭了以后，在现实中遇到各种生命难题，我们往往会在书本里面或知识层面上去找答案。但是在面临极度挑战的时候，我们与生俱来的那种跟高维智慧联结的体验，会呈现在我们的内在。所以童年时期对生命智慧的唤醒和联结，实际非常重要。

在这个阶段，我们得到的各种烙印和印记形成屏障的厚与薄，决定了我们内在和三维空间之间是否联结通畅，决定了我们一生的智慧呈现的机遇、概率，这些都直接影响着我们整个的生命品质。现在密集的知识教育，恰好会极度地障碍我们跟内在智慧的关联。而外部的知识积累再多，如果不了解知识背后的智慧的话，知识就会形成障碍。

学生厌学给现在的家长们带来很大的困惑，对社会也是一个挑战。这里面有一个特别重要的认知，也许突破以后，我们会了解学生为什么厌学？实际上我们现在教给学生们的许多知识是他们这一生很多情况下根本用不着的知识。所以，他的内在不接受我们现在提供的这种大规模标准化培养工具的模式，他的内在智慧需要得到新的本质的开启。所以从某种意义上说，这种厌学是对智慧的一种自我保护。

教育标准化的必要性探讨也是很重要的，在横向的任何的标准化，它很有可能成为障碍，而且它成为障碍的格局，可以在横向上无限地拓展。如果我们把教育标准化的格局，树立成一个纵向的系统的话，标准化则表达了生命本质的一个趋势，也就是生命的意义在于提升意识能量的维度。那么这样的纵向树立的标准化，它保持了生命与整个宇宙时空能量的动态体系。这种动态的原则，使得高维的投影源和投影像之间的直接对应关联,为我们联结内在智慧提供了通道。

如果我们建立起这样的教育体系,以唤醒内在智慧作为目标,同时它的逻辑框架又能够联结人类的各种智慧体系,不会让我们障碍在任何一个中间层次的信息密集性知识架构之中,随时都能够借我们面对的知识和信息来领悟信息和知识的来源——投影源内的高维信息集合。那么这样的教育体系能够让我们内在的智慧得到持续提升,跟生命的意义高度契合。

回归教育的本源

在我们的生命源头上,拥有智慧的祖先们还没有建构起三维的强悍的认知体系,对于三维的物质世界的能量的叠加,还没有到今天这么复杂,而投影到三维空间里面的生命,还带着很多高维信息、高维智慧。那些高维智慧是以什么形式存在的呢?是以经典的方式贯通在现实的文化系统里面,所以经典实际是联结高维的。所有的经典都是来自于高维的投影,否则它称不上是经典。

经典教育恰好是人类能够联结高维智慧的非常重要的

途径。所以，教育在心性成长这个层面上，借用经典教育是可以实现教育的主体功能的。但是随着时空的发展，人们在三维空间的执着，使得教育的核心动力在改变。

对经典的理解从经典的形而上本质的高维属性，转向了人们认知的行而中和行而下，也就是经典怎么用到现实里面，来获得现实的呈现。这样的结果就使得经典教育的核心动力从开启智慧变成了获取知识，以及对知识的掌控。人们尊重知识，因为有知识的人能够在三维游戏系统里面借鉴更多的人类积淀的智慧，来对现实进行指导，但是对知识的把握也因人而异。有些人对知识可以活用，可以触类旁通，可以把这个知识变成发酵智慧的酵母。但有些人把知识当成教条，把知识当成工具，把知识当成获得地位、名誉、尊重的一种包装。那么，由此就会产生一部分人是为了获得一定的地位才去寻求知识，所以叫"学而优则仕"。

人类欲望过分地膨胀会把教育导向利益的需求，所以也就出现了教育过度商业化，很多人是为了利益而去寻求教育、寻求知识。如果这样的话，教育对它最初的本质也是一种背离，在商业化的趋势下建构起的教育体系也容易变成只是为了满足人类的欲望和贪婪。

在现实的生命和我们内在之间，有一层东西叫自然，也就是没有被人为干预的自然的能量和谐状态。从整个宇宙N维（N趋于无穷大）的时空来看，自然就是能量的一种和谐存在。这种和谐存在包括了万有，包括了所有的空性，也包括了道家说的"无极"，这是最本质的自然，自然的反义词就是人为。

当我们回归到生命自然本源的教育模式上，看到孩子们跟大自然融合的时候的那个状态，看到是没有被人工干预的自然，它是高维能量和三维能量高度和谐于时空当下的场域。所以当一个生命跟自然完全融合的时候，在内在这种和谐的能量状态下就会获得智慧，获得纵向的提升。这叫"地势坤，君子以厚德载物"。

生命质量的优劣是缘于提升内在智慧维度而产生的喜悦的有无。很多人创造性思维的生发，恰好是在全然融入自然的时候。所以教育真正要追求的实际上是生命在每个当下内在能量的喜悦，这种喜悦是一种自然的发生，它不是人为刻意呈现的。

东方智慧的教育，它不是以生存作为基础，然后再谈生活、再谈生命。它是以生命教育作为前提，从高维驾驭低维，让我们先建立起宇宙观，然后由宇宙观来影响我们的世界观，进而产生我们合理的、符合自然之道的人生观，最后才在我们的显形空间里面去选择价值观。而现代人的思维是依据三维逻辑从下往上的，它是价值观，人生观也是价值观，到了世界观还是价值观，到宇宙观就没法标价了，它的格局就根本上不去。

对于生命的教育来讲，东方教育是以生命教育作为首要目标。这个生命教育实际是要跟与生俱来的高维智慧进行同频共振，是要呵护与生俱来的高维智慧，这叫保持童子功。童子功是具有高维属性的，它是天然的，与生俱来的。

然后再从生命教育到生活教育，最后要实现在整个生命过程中能量的和谐，所以东方教育它在整个教育的初期，就建构起一个从上往下的格局，这种教育让我们整个生命过程不会偏离生命的根本意义。

东方教育的这种设计，可以让人接纳生命过程中的所有呈现，同时把各种呈现转化成自己内在生命智慧的提升，并且还能够让自己的生命和谐地存在于所在的时空能量场。

它构成的教育是完整的，它不偏颇于某一项，它能够完整地把整个生命架构成一个能够完成生命的终极目的意义，同时为实现终极意义而自强不息。

在教育中实现生命能量的提升

要在教育中实现生命能量的提升，在设计课程的时候首先就要有回归自然的部分。因为只有就生命能量在空间里面达到一种和谐的状态，才有可能为纵向提升创造好充分且必要条件。

能量如果不和谐，会产生很多的低层次能量纠缠，变成了我们内在提升的障碍。所以自然教育的课程体系，首先要让人们全部融入一个和谐的自然能量场里面。

在生命的自然态的呈现下，通过徒步、农耕等联结生命的本能，带来生命能量的和谐。只有生命能量在这个空间层次和谐的时候，才能真正开启跟高维之间的能量通道。当内在更高的生命意识能量被唤醒，整体智慧的维度的提升的时候，一个人才有可能自如地驾驭高维能量在三维空间的任何的像，也就是驾驭知识。如果我们以积累知识而达到使用知识，这样很有可能一辈子都只是知识的奴隶。

而只有开启了智慧以后，一个人才能游刃有余地去驾驭和选择当下最有效的知识，来支持建构任何一种生命存在状态，就像他可以任意拿起最适用的一个工具，来应对当下的课题一样。所以在这个过程中，对生命能量的唤醒，本身又是对生命建立自信心的过程。因为一个生命，如果没有对自己的生命发自内在的信心，没有内在本自具足的正信的核心，他对生命的信心会在现实中不断地被挑战。

在现实中真正能够成就一个人的是自己的核心，自己内在的信心，而相信本自具足是信心的源头。当自己彻悟到生命自然的本质，彻悟到生命体系跟整个宇宙合一性，才能形成真正的信心，这样也就能觉悟到自己在现实中面对的一切，都是自己内在提升的机缘。这个时候自己在驾驭所有时空能量，特别是战胜自己的不健康的生命状态、消极的生命状态的时候，能清楚地明白这些全是自己认知的障碍所呈现出来的像，明白构建正确的认知是自己生命成长的课题。这个时候自己的生命成长会发生在整个的生命过程之中。

教育要面向未来社会的发展

与时俱进是当下,可是我们培养孩子,我们做教育是要为三十年以后做准备,因为孩子三十年以后就成为了社会各行各业的主力。我们做父母的以及教育工作者真正面对孩子教育的时候,思考的应该是今天我们给到孩子什么样的教育?能不能满足30年以后这个社会的需要?

我们讲的互联网时代,或者叫人工智能的时代,现在都已经到来了,那么三十年以后,这个孩子究竟要具备什么样的素质,他才能够生存、生活得更好?这个是我们要清楚的。究竟教育在哪些方面是要改变的?过去叫"学好数理化,走遍天下都不怕",现在应该说这一套已经慢慢滞后于时代了,越来越多工厂的车间流程包括银行收费系统等都可以被人工智能大数据替代掉。实际上我们人类已经来到了一人一文明的网络时代,所以现在做教育,既要做好学科教育,又要关注到孩子的人格教育。

在人工智能时代来临的时候,我们有很多东西已经产生很大的变化了。知识型的教育被云端的信息系统替代了,只要会搜索,基本你想找的答案在云端都能找到。现在人一辈子对信息和知识的掌握，已经没有办法跟人工智能系统相比了，也无法抗衡。机器人被人工智能联结上以后，它在智能、知能和体能上会远远超过一个纯三维的人，所以这个时候单一的知识性教育已经没有意义了。

现在的孩子们潜意识里面知道，他们未来是生活在被知识、被机器人完全覆盖的三维生命里面，继续在里面生存没有什么意义。而真正能够活出他此生生命的意义，恰好是因为他内在高维智慧的开启，他可以超时空地去了解所处时空里所有信息，生发出他在那个时空下生命的意义和服务。如果他没有联结高维智慧，未来很有可能就是机器人的宠物和奴隶。

所以人工智能的发展也给我们人类一个非常重要的启示，我们是继续按照这种信息复杂的叠加，生活在被知识覆盖的空间里面，还是我们要超越知识，到迷宫的上面。其实在我们人类建构这么复杂的知识系统之前，人类的真正的决策靠的是直觉和灵感。所有科学发明、所有成功的决策，最初都源于直觉和灵感，直觉和灵感是来自高维的信息，这些直觉和灵感在现实中复杂地呈现和叠加以及相互之间的交织，构成我们现在的知识系统。

大数据给了我们已经过去的信息集合的一个结果，而且它可能在每一个瞬间和每一个角度给出不同的结果，这时候你的选择怎么办？回归到直觉，你对数据的选择最终还是靠直觉才能有正确的选择。所以又回归到我们没有知识，或者没有知识结构复杂性呈现的生命状态。自古至今，唯有一种教育是有意义的，就是开启智慧的教育。它可以应时应运地跟所有的知识、所有的创造关联，跟所有的时空趋势关联，从趋势上看明白以后，我们就知道开启高维智慧能够让我们现在和未来持续地生活在生命内在与现实和谐的状态里面，它不是生活在古代，也不是无法跟这个时代产生同频，它是可以在每一个当下跟这个时代的时空能量结构产生同频共振，而能够借时空能量的平台，超越现在的知识信息障碍，也就是它可以腾云驾雾，它在云上。

现在如果我们依赖云端的话，就像往天上看，天上布满了云，你根本看不见更高空间的日月星辰。只有跳到云上面的时候，才能够跟更高维度的智慧关联，这叫宇端科技，所以人类的未来一定是由宇端科技统领，而不是由云端科技统领。宇端科技才是人类的未来，所以这时候了解教育的趋势，就是开启智慧才能开启宇端科技。

宇端是什么？宇端是N维（N趋于无穷大），是整个宇宙智慧跟我们生命的融合，这样的话我们才能够把生命的本质和教育完全地融合起来，跟现在和未来融合起来。所以人工智能它既是障碍，又是阶梯，我们可以跳过信息的障碍，把它变成我们提升的阶梯。不执着于人工智能，不依赖于人工智能，但是我们可以任意地去用好人工智能。前提是我们的智慧必须得超越这个信息，必须超过三维信息的集结。

现在时空里面有一个说法叫知识付费，这个知识付费在当下非常受欢迎。实际上所有的知识，它的能量属性都是过去的积累，它对未来都没有本质的意义。所以知识付费买来的是过期的"包装"。所以如果停留在一个对知识的追求上的时候，想开启我们智慧，那就是一个笑话。真正的智慧是无价的，通过对智慧的开启，你才能真正去驾驭知识。

我们若只是一味地执迷于对知识的追求，一旦知识过时或者被淘汰，那么这些知识就可能失去了价值。而真正的智慧经典是免费的，这个世界最宝贵的东西实际都是无价的，它无价是因为没有价值可以衡量，所以才呈现无价。而所有有价的东西都是相对固化的能量属性，这种相对固化的能量属性对生命的开启，对智慧的开启只能是障碍，不可能是有意义的东西。从这个角度来讲，AI也好，知识付费也好，未来必定会转化成以开启智慧作为第一需要。

时代呼唤有智慧的教育工作者

现在我们掌握知识的学究，一类是在某一个学科里，对学科专注地研究，借学科的这种承载，获得了内在智慧的开启。这一类学究、教授开启智慧以后，他的学科有可能会上升到了哲学的高度，甚至和宇宙万物生命的本质关联的时候，这一类教授他就具备了这种传道授业解惑的能力，而另外一种是积累知识的教授。这两个有本质的区别，在现实中呈现的意义是截然不同的，一类能够开启生命的本质的智慧，因自己智慧的开启而投影出生命的智慧。另外一类，积累的知识如果使用不当，反而成了开启自身智慧的障碍，所以他投影出来的是被知识束缚的在有限的知识空间框架里挣扎的生命状态。

因此，在东方智慧里边讲究"师者"传道授业解惑，传道是开启高维智慧。为什么呢？因为高维才是智慧，三维是知识。就像山，三维空间的山，用二维表达可以通过等高线表达，山在三维空间的信息，相对于二维等高线来讲，它就是智慧。而这个等高线相对于山来讲，就是知识。所以传道是让人获得高维信息，就像直接看到山，授业是让人学会读等高线，解惑是讲山和等高线的对应关系，这样的开启了高维智慧的师者，才是一个合格的老师。

如果这个老师他没有开启高维智慧，只学会等高线，这时候他教山的时候怎么教呢？小圈是山顶，大圈是山脚，密的地方是陡坡，稀的地方缓坡，这就是山。这时候他不具备传道的功能，也不具备解惑的功能，只具备了授业的功能。学生从学富五车的老师这里可以学到知识，可以用很多的等高线来表达山，但他从来没有看过山。所以传道没了，解惑没了，只剩授业了。这个学生从这儿学了以后，永远不会去想、去看真正的山，也不会真正地理解山和等高线之间怎么去关联。这样的话，剩下的授业授的是业障的业，阻碍他获得智慧，这就是由知识带来的病。

所以我们现在的教育系统，对于一个教育工作者真正的诉求，他自己的诉求以及社会和周边的整个时空对他的诉求就是开启智慧。没有开启智慧的老师，不能称之为合格的老师。在过去人们专注在获得知识上，他还有他的存在空间。但现在知识已经进入了云端,作为一个单纯传授知识角色的老师来讲已经没意义了。所以这个时候开启智慧才是作为一个老师所必须做到的。

但是自己的智慧没有开启,他是不可能投影出被开启的生命的。所以自己的智慧持续地开启,就能够投影出这些持续被开启的生命的呈现。也就是学生们的智慧也在开启,而实际上学生的出现是在验证老师自身智慧开启的程度的。最后回归到教育者本身,这些学生不是来学知识,也不是来被开启智慧的,这些学生是来帮助老师开启智慧的。同时老师通过学生的智慧的呈现而验证自己智慧所达到的境界。这时候才能体现出教育的核心本质——自我唤醒。

所以我们在讲课的时候,为什么反复地讲,讲的人是最大的受益者,因为讲的当下,跟内在智慧联结的当下,智慧就在被开启。所以我们从不同的角度去理解不同层次上的教育工作者,得出最简单的结论——未来教育工作者唯一存在的可能性,就是自身智慧的唤醒。

我们现在看到新闻报道中关于青少年的问题有很多,现在已经形成表象了,我们简单地说,就是当我们对生命的引领过度物质化的时候,很多生命它无法适应这种纯粹的物质化的需求。而青少年的感官系统需要刺激，需要有这种存在感。因为物质世界的存在，把个体存在感完全遮蔽了，或者是完全地覆盖了。所以每一个生命自我的存在感，被强悍的物质存在变成了对生命的本质的、本性的这种压抑。这时候生命本性中的东西，要让自己的生命呈现这种存在，就出现了某种叛逆。因为叛逆而感受自我存在的这种存在感，是孩子自我内在的能量属性。而孩子叛逆是因为什么呢？生命内在是本自具足的，所以这个本自具足的生命，它不会屈服于任何一个中间层次的能量格局。

但是如果我们能够真正引导生命的意义，把我们的教育，把我们对生命的认知共同引导到生命的觉醒上，而在这个过程中能够看到所有的存在，都为我们的生命觉醒在创造条件。我们的教育才能够吸引真正新一代人，能够以内在的提升作为他们的更高境界的存在意识，这就是生命教育的本质了。所以像网瘾，在网上的虚拟空间里面获得的这种存在感，远远超越了在三维空间的存在感。他会从这个过程之中获得一种体验，这种体验能够把他的生命能量宣泄到比三维更复杂的一种能量结构上。这个时候再用三维的物质的存在，纯物质化的固化的能量去吸引他是很难的。因为实际上现在的网络上很多信息，是跟高维关联的，它是虚拟的，是联结三维和高维的临界态的。我们的教育如果能够超越我们网络上这些信息，而给唤醒智慧以更高境界的引领的时候，那么有网瘾的孩子会越来越少。

孩子出现的系列问题，实际都是因为我们人类在三维建构起来的整个系统正在崩坏。新的游戏规则的建立，一定是建立在更高的维度上，让生命的觉醒成为生命的主导。只有这样，才能超越和解决这些问题，不是以三维的这种纠结、执着、抵触和冲突的形式去解决，关键是这样也解决不了。因为三维能量所建构的这套物质的能量结构，自身就在崩坏。从这个格局上来讲，还是回归教育的本质。当智慧被唤醒的时候，这些中间层次的这些能量的偏性，都会被正心正念所调制。这是我们现在教育必须要走的方向了。

实践新教育面临的挑战

当人们过度地在一个标准化、格式化、大批量培养工具的教育体系里面看到问题的时候，就会有越来越多的人在选择一些出路。在选择出路的时候，有不同的突破点。就有一些人本来自己是教育工作者，他出来开辟一个全新的系统，虽然这个系统很小，但是有它自己一定的特色，就出现了形形色色的私立教育体系。当然了，我们不说那些以功利为目标的私立教育体系。咱们就说以唤醒智慧作为目标的某个体系，它在某一个方面呈现了一些它的特色，而且也获得了一定的成就和结果。但每一个教育体系都带有它自己特殊的能量属性，在一定程度上跟这个时空整体能量产生了某种偏性。而这种能量的偏性，虽然对于主流教育中的障碍产生了突破，但因为自身的圆满的程度不够，或者说自身过度强调了偏性的时候以及排他性的时候，一定会呈现一些不和谐的能量状态。

我们并不是在否定这些方面的呈现，但是有一些建议，也就是建议人类的各种教育、各种智慧系统应该形成交响，形成一种和谐的交响。也就是每一个生命在接受各种教育和启发的时候，他根据自己的这种内在的诉求，根据生命觉醒的诉求去选择，而并不是执迷于一条通道。他既可以同时接受不同的智慧的启迪，也可以在不同的生命阶段接受不同的生命的启迪，来获得自己内在的一种圆满。

因为每一个生命的特征，我们讲投影源里的关系不一样，所以所有的这些非主流教育的呈现都有它相应的缘。

但是因为它们的这种偏性的特征和这些教育产生的时空特点，使得它们可能在这个时空里，很难真正地去圆融、圆通、圆满。这样的话就需要我们产生新的系统，能把这些教育的共性的东西凝聚起来，而同时尊重它们的不同的属性，我们把它叫求同尊异。而求同尊异的核心一定是站在一个更高的维度上才能够求同。它是从人法地、地法天、天法道、道法自然的角度，建构起一个纵向体系的时候，能够把所有的系统里面的，真正能够把对生命成长有意义的能量聚合起来。而对于那些分别的存在，只适合于跟这个分别能量属性能够同行的这部分有缘生命。但是它又不是对这些生命的局限，每一个系统的开放性的关联变得越来越重要。

所以它不光是我们现在说的这些非主流教育需要和谐、需要交响，人类的所有智慧系统文化都需要进入一个交响时代，也就是它不是百家争鸣，因为百家争鸣是一片噪声。现在的情况是各家都在表达自己，但是我们未来一定要进入的状态是什么样的呢？是交响乐状态。

我们的国学智慧就是中华优秀传统文化，只有能够以交响乐的形式呈现在这个世界上，它才真正能够对这个世界产生最有效的作用。而纵观整个人类的所有族群文化，只有中华优秀传统文化具有交响乐的底蕴。所以这也是我们国学智慧走向世界首先要具备的基础。

所以现在的读经教育也好，以宗教的形式呈现的教育，包括复古、私塾，它之所以存在有它的道理，但是它的偏性决定了它的局限。所以要把这些所有的实践聚合成一个交响、互补，这种互补的呈现，才能够让生命在这个过程里边带动主流教育，纳入更多的智慧元素，让主流教育从执着在三维的泥沼状态中，转化成一个开启智慧的系统。

天才和人才

关于人才和天才的问题，这个很重要。"人才"一般就是掌握知识，掌握人类生命的一些经验，等等。"天才"是能够接通高维智慧，从高维的空间下载信息，而在这个时空里边去显化呈现，所以它具备无穷无尽的创造力。那么，当天才保持他与高维信息的通达，他就很明确地知道他生命的意义在于回归到更高的空间去，所以这个被称为"天命"，所以天才是承载天命的。而天命的属性，它的维度是远远超越三维的，它在整个的空间更高一个维度上，能看到整个空间的存在。天才对所有呈现都会有一份担当,他的"天赋"是来担当他的生命成长的这份能量属性的。

什么是天赋才华?就是每一个生命的高维属性与当下这个时空能量之间能够关联的这部分就是天赋才华。那么用这个天赋实际来干什么呢?这很重要,因为这个天赋不是用来满足人的利益或欲望的,这个天赋用在自己的身上很容易在现实中获得成就。但是如果你不知道这种成就是来验证本自具足的,是让我们有更大的担当,是让我们选择的更大的生命考题,那这个"天赋"获得的成就,就会障碍我们持续获得内在的提升了。

所以它不是为自己创造财富,也不是为自己创造一个在有限空间里所谓的富足的生命状态。它是来干什么的呢?它是来回归高维的,换句话说,回归高维是为生命觉醒服务的。这叫替老天爷打工,所以真正有天赋的人只有一条路,替老天爷打工,真正这样的天才,他的生命方向很清晰。一般人以为天才是能够在三维空间创造繁荣,获得地位,但真正能称之为天才、天赋的生命,它只有一个本质就是回归,就是进入更高的空间维度去。他自身的内在提升,会带来他投影出来的这个世界整体能量的提升,所以这是天赋才华真正该有的内涵,这也是天才真正该有的道路。

所以,一种教育是否能够通透地把传道、授业、解惑,呈现在教育系统里面,是跟教育核心理念息息相关的,那么教育体系它到底承担了什么样的责任呢?

它是来唤醒生命觉醒的。而在这个过程中培养出来的所有的学生,都有一份对生命对天命的担当。这就是我们讲这个课程出发点,能够建构在这么一个格局上的时候,这个时空里边的所有的智慧体系都将被全然地接纳,并且会成为每一个生命成长的助缘。

教育要明白未来的趋势

一定要站在足够高的空间格局来明白教育未来的趋势。未来是生态、责任、公益引领的时代,教育者的高度决定孩子们是继续活在一个贪婪的社会游戏里面,还是活在一个以本自具足的能量奉献与付出的生命格局和社会空间环境里,在这个时候种种子很重要。如果我们只教育孩子们学会了技能,学会了怎么做生意,学会了怎么按照现在的依然在贪婪和欲望主导下的商业活动的系统里面生活,那么我们的孩子未来依旧是一个精致的利己主义者,他的生命格局无法继续打开。所以要设计一些教育课程让他能进入更高的生命空间、更自在的生命空间、充满了爱的生命空间，这种引导能够让他在趋势上选择自己的生命道路。

让他在生命过程之中，在人类更大的空间题目体系里面、应用题系统里面学会担当，去选择这些能够更挑战自己智慧的题目，所有这些题目都不是自己找来的麻烦，而是在选择了这些题目以后，自己的那些有限认知障碍，会以题目的形式密集地呈现在自己有限的生命过程之中，给自己的生命的圆满在今生得到充分的机会，这就是在选择事业，这就是责任。

再一个就是公益，让孩子们真正知道未来这个世界是一个共享的时代，公益是公共受益，它是大家在共享所有资源的时候，在以付出作为生命第一需要的时候，而呈现出一种自在的、喜悦的、和谐的生命状态。

在未来的课程设计上，社会实践设计成什么样的社会实践，这需要设计者拥有超时空的智慧。在现代教育中，家长给孩子们选修课程的时候，很多人还是在看什么课程能获得利益的最大化，不知道时空能量变化的速度之快是难以想象的。很多人选专业的时候，以今天能赚钱我们就选择了什么，结果等到孩子毕业进入社会的时候，它最赚钱的那一部分或者最能获得利益的部分可能过时了。这对生命是件很讽刺的事情，所以一定要学会在趋势上去选择，而不是在利益的关联上去选择，要从他的生命成长和未来人类的觉醒的方向去考虑。

国学教育重在"魂"

在过去几十年，在我们社会、国家、民间进行了大量的教育实践，很多实践都是以国学为基础的教育实践，特别是以中华文化里面的体用结合的道、法、术、器作为国学实践的内涵，但是这里面有一个环节，这个环节我认为是最重要的环节。当我们提到复兴中华优秀传统文化，这里面"优秀"这两个字非常重要，因为不是所有中华传统文化都优秀，"优秀"是什么呢？是它的"魂"，也就是中华文化。

如果没有的话，只是在法、术、器层面的显化，它在时代时空里面，有很多是不适应当下的社会的。但如果你带着"魂"，你会发现你那个"魂"，可以让我们的生命适应任何当下的发生，它是应时应运的，所以在这点上，国学教育是否能够抓住国学的"灵魂"是关键。不管是最早出现的上古文化,还是一直贯穿到今天的国学,它仍能唤醒生命智慧,让生命智慧提升,这种能超越和驾驭所有时空能量关系的底蕴,就是"魂"。

所以很多人在研究这件事情的时候,他们研究国学的体和用,体就是本体,这就是它的"魂"。但是在"用"的方面,起心动念太重要了,你是用它来满足我们的有限的需求,满足欲望,满足对人的控制,满足这些有形的固化的架构的传承,还是其他呢?如果是这样,作为"用"的时候,它就跟"魂"会分开了。而如果把这个"用"理解成把一切存在的呈现当成实现内在提升的机会,也就是用在我们内在智慧的提升上,那么内在智慧境界提高了,就可以妙用所有的法、术、器。

换句话说,所有的三维空间里面国学所呈现的法、术、器的"用"只有一个方向,帮助我们在所有的生命实践内觉醒生命,让生命觉醒。所以所有的东西全都变成了法器,全都变成了法理。这些法术的本身都是通道的,这叫法法通道,术术含道。所以能够看到国学的用的"妙用"是在于纵向意识能量提升的时候,这样的国学教育它是有"魂"的。

打造智慧幸福型企业

第四讲

组织的核心宗旨是每一个员工意识能量的提升。当企业中每一个员工高维的智慧都被开启了，岗位创新将成为常态，这种岗位创新的合力会给企业存在和发展带来无限的空间。这种状态形成整体的同频共振，构成了智慧幸福型组织的内涵。

什么是智慧幸福型组织？

同频共振和谐存在就是幸福。幸福同时还有另外一层含义，当每一个生命觉知到内在本自具足的时候，知道付出是生命的第一需要，建构起一个彼此付出，又同频共振的能量结构的机构，叫智慧幸福型的组织。

智慧幸福型组织，是未来真正企业组织的最基本结构，而且能够让我们自在地形成每一个生命在这里面的提升。未来的组织都是生命觉醒的道场，它满足的是生命的刚性需求。

很多人把学习理解成外在的，学习是纵横的。横向是学会如何和谐、协调所有的横向能量关系，这个过程是拓宽自己频宽的过程。横向频宽越宽，能够产生同频共振和调动的能量场域就越大。调动的能量场域大，又有一种和谐的理念在的话，创造的和谐空间就越广阔，广阔和谐的内在空间，就会投影出外在世界和谐的状态。这种和谐的存在，又为纵向提升创造充分且必要的条件。

所以，纵向学习是向内在的领悟，横向的学习是调动自己整个能量场域进入和谐状态，不断拓展自己的频宽，所以这才是学习型组织，延伸起来更简单地说就是智慧幸福型组织。

跳出传统经济理论的束缚

我们现在所有经济组织里面，最重要的平衡机制之一就是利益关系。利益关系停留在一个狭隘的个体利益中心的概念上，以物质的和有形的三维意识作为主导的利益关系。当站在更高的时空格局的时候，我们发现这种利益机制是需要被打破、以更大的空间格局作为目标的。当高维作为愿景目标的时候，集结起来的组织，它是使命和天命共同体，不是利益共同体，利益共同体跟使命和天命共同体的体系是无法抗衡的，最终将被替代。

所以，人类的未来一定是以共同觉醒作为一个共同需求的。在这个过程之中，未来传统的经济理论将被迅速颠覆，因为它是一个人类集体自杀的游戏规则。人类必定会创造出和谐共生的人类命运共同体新的游戏规则,过去旧有的游戏规则将被打破。不但人类在做这件事情,自然也在帮助人类在做这件事情。疫情就是告诉我们过去这种经济规则,游戏规则玩不下去了。以付出作为生命的第一需要,以全心全意为人民服务作为它的核心宗旨,这个指令系统将建构新的世界游戏规则。

在过去世界主流游戏规则不是这样的,是以竞争为平衡机制。全心全意为人民服务根本不存在竞争的问题,从这个角度才能理解,未来游戏规则会彻底被打破。如果在过去游戏规则出不来的话,很容易就出局了,会生活在过去各种纠结、痛苦的能量状态里面。

以"禅创"引领组织的持续创新

这里特指"禅创"。禅创是什么?是以人生的终极目标作为引领分阶段目标的顺利达成,是在高维实践条件引领之下,对我们现实面对的所有事业进行当下的下载,获得当下信息的指引,这是内圣外王的一种训练。它不是通过脑力激荡,不是通过我们讨论,不是通过有经验的分析,不是通过数据分析,是直接下载。当下下载高维信息来指引我们的发展，这就是我们刚才说的，直心是道场，率性之谓道，这是验证内在本自具足的生命实践，所以"禅创"将成为企业未来的一种常态。

每个人，每一个组织都会以禅创的方式，在当下用自己的直觉做决定，同时面对自己的直觉做决定的所有呈现，承担100%的责任。这个责任就是内在的提升。它可以启动每个人的高维智慧。

现在很多企业家会面临一个问题，就是修行的时候会耽误事业；做事业的时候又觉得修行会被耽误。合一就是把事业当成修行。什么是修行呢？修行就是和自己的内在高维智慧相关联，突破自己内在的认知障碍，这本身就是修行。通过现实生活中的人和事去超越自己，其中有内外两部分，外在的部分，是指这个企业的发展是否符合未来能量时空的发展之道；内在的部分是和自己的内在高维智慧相关联，不断突破自己内在的认知障碍。

人类未来的趋势，可持续生存和发展的唯一可能性，就是和谐共生。企业未来可持续生存和发展之道就是生态、责任和公益。你的事业符合这三件事，可持续发展是可以的，是为未来所接纳的，不在这个之内，都有可能随着三维世界的坏空而崩盘。

禅创的顶层叫禅创中心,因为我们现在的理论体系可以联结所有的智慧系统,它不是靠宗教、商业和利益联结,也不是靠政治去联结,它也可以形成一个智库。而我们的理论又是以共享理论作为支撑的,即所有的理论都是共享的智慧,它不属于个人。

未来每一个企业都可以有自己的禅创空间。就好比是乔布斯的禅室一样,企业的禅室应该是企业的高管和他的团队一起禅修的地方。在禅创空间里,共创企业愿景,共创企业战略,共创企业文化,形成企业高度融合的空间。在这个空间里,极大地节约了沟通成本,提升了沟通效率,降低了决策成本。

作为一个企业领头人,对未来发生的趋势的判断,是企业生命的一个关键点,同时又能够造成整个团队的意识能量的高度和谐,把大家的能量,在整个能量系统里面产生一种和谐共振。所以,企业的核心竞争力在于企业核心团队高度同频共振,意识能量的高度和谐。

全息农法

第五讲

实际"农"本身是人类的一种行为,它是把整个的自然植物生长的过程转换成了人为的过程。在最初农业是跟自然高度契合的,它大量地依赖自然规律。随着人类在物质世界上的发展,人为地去干预去呈现的农业行为变成普遍行为。所以农法实际上是我们人类的一种活动,人类生存转化的一个过程。

自然农法

所谓的自然农法,它所呈现的是一种跟整个宇宙存在彼此之间的运行规律相应的农法。

在我们大部分人意识中的大自然,是那种完全没有经过人为开发过的,纯原始自然状态的存在。而在那个状态里面,有一种现象,在一个有限的区域里边,比如方圆几米的地方,如果有一株毒草的话,那解毒的药一定也在这个空间。这是自然能量分布的一个非常重要的原则,就是能量的平衡,而且是能量属性的平衡。

理解它其实很简单,任何一种自然空间结构,它会在一种相对运动平衡的状态下存在。我们都知道两个能量波产生同频共振的时候,在空间形成的能量分布,是四象分布和五行分布。也就是在一个自然的空间局部，五行能量是相对平衡的，它在一种和谐分布状态下，这五种空间振动能量状态是和谐平衡的。

这告诉我们一个非常重要的概念，也就是金木水火土，代表能量振动的一个局部属性，在这个局部属性能量系统里边，这种自然的平衡是必然的。所以在自然能量分布里边任何一个局部，所有的偏性集合在一起，它是没有偏性的，它是个平衡的能量状态。

因为在局部空间里它是平衡的，所以在这个局部空间里的任何的不平衡一定有跟它相对峙的，跟它平衡的另外一种属性的能量，这在我们的五行能量里被称为五行的相生相克关系。这样我们就知道，在原始的自然能量下能够生长出来的食品和作物，有着它独特的食性和药性，也就是我们吃它的时候，品味它的时候，它的那个能量，带着它的原汁原味。

而当我们在很大的一个空间面积里去种植同一种能量属性的作物的时候，那实际它的食性和药性大打折扣。

这样我们就能理解自然农法，在这种纯粹天然的格局里面去采集到的这些作物最本质的食性和药性，也就是它的能量属性。这样的能量属性，我们把它理解为采天地之精华，其实就是自然能量。本身一个食品、一个作物就是一个共振源，它就可以把它自己存在的这个属性，带到它所在的这个空间，产生相应的能量共振的一个核心，所以它就能够对峙与它相反的能量关系，进行平衡。

借自然的环境建构起来的农业系统，它是自然农法。现在人们使用自然农法依然很少，只是在近一二十年有一些机构开始研究和往这个方向去发展，国际组织也越来越重视自然农法在这个时空里面的影响。

我知道有些朋友在很多年前就开始践行这种符合自然规律的农法，也就是间作。他们有意识地把五行能量属性的能量搭配间作在同一个空间范畴里面，得到了非常明显的效果。在这个空间里面种出来的植物，它的所谓食性和药性得到非常好的呈现，或者说你吃着他种的苹果，那个味道就是非常地符合天然的味道，非常好吃。

自然农法走向全息农法

我跟何兴老师对话的时候，他讲到他近十年全息农场的研究，开发与践行，他说到从自然农法走向全息农法一个非常重要的概念，就是从事农业工作的这些人意识能量的状态直接跟这个作物有着关联。这种关联在他的实践中有大量的案例。

日本的江本胜博士在水的物质上进行意识能量的承载，把意识能量对物质能量的调制做了大量的实验，也呈现给了这个世界。其实这个世界里面，水作为比固体物质自由度更高的物质，它的调制的显化已经被我们发现了，也就是意识能量对物质能量调制的显化。

那么在纯物质的固化能量中再去显化意识能量的作用其实是很有难度的，但是它从能量的彼此的关联，自由度层次的提升，和从高维到低维的内在能量信息的投影关系方面，能够帮助我们理解全息农法把高维意识融入耕作，通过我们的高维意识进入所从事的事业，高维能量是可以对现实中我们所有的行为产生作用的。

比较容易让我们理解的有很多部分，其中像人类的艺术、书法、绘画、音乐等等，真正能够做到一定的境界，其实都是能够跟内在高维关联，而让它在现实中呈现。所以有些人把农法又称为农艺，当然也有叫园艺。

这样我们再理解全息农法实际是把意识能量和物质能

量高度和谐于当下，而它达到的全息的境界是达到了慈悲，最高境界是以道驾驭整个空间能量的时候，它呈现出来的人类的行为，实际是生命的一个修炼的过程，只是它承载在这个农法系统里面。它的法为的是悟道，不是有限空间的呈现，它的呈现是跟他所修炼达到的境界相关联的。

所以农法这个法是来真正修炼生命的，是借这个农法来回归、悟道的。

如果我们认为它只是在满足我们在三维空间里面生存的需要，生存得更舒适，更能够满足我们的口欲，抵消我们对死亡的恐惧，延年益寿这点事的话，那我们还真没有理解全息农法的本质，没有理解借法悟道的这个更深层的本质。

大规模标准化农业生产，使得食物的食性产生了很大的弱化。如果我们了解到这个时空能量属性内涵的时候，其实我们在自然环境里拿到的一点点量化的食物，就足以代替我们吃下一大堆食物对生命的作用和影响。

我们就会从食物短缺的恐慌中脱颖而出，因为恐慌是消耗能量的，是一个低层次的能量，它会让我们人类在满足欲望的过程中产生大量的能量纠结。所以当我们能够释放掉低层次的能量纠结的时候，我们就会进入一种自在地和自然能量进行交流、交换的生命状态。这个时候也许全息农法的作物只要很少一点点，就足够调动和补充我们所需要的生命能量了。

说未来的粮食不够吃，这是因为我们执着在三维认知的一种存在状态。这种三维整个能量结构的崩溃，会使得我们很难再维系在过去大规模化的农业、工业的生命格局里面。

所以自然农法向全息农法的升级，在这个时代启动。这也给每个做自然农法的人提供了非常重要的一个信息，就是从事自然农法的人，自己的生命能量境界决定了你的产品所达到的境界。

而带着高维能量境界的食物，它对生命的滋养，是超过我们大量的日常食物的，所以这个是我们重要研究的方向。它高度浓缩了高境界的健康积极的时空能量，这里面最重要的是它带着从事这种事业的人的内在能量，就是他们的大爱和慈悲。

大公益时代的来临

第六讲

我们的商业模式是文明竞生的产物，而文明竞生是在我们人类有限的格局、有限的商业圈里发展出来的一套局部性的游戏规则。这种局部游戏规则，在整个自然资源相对丰沛的阶段，给了我们一个竞争空间。

而当人类发展到今天，大量地使用自然资源来满足我们欲望的阶段，我们发现人类的集体自私产生的商业模式，是我们合伙高效率大规模地掠夺我们和后代的生存资源，破坏我们和后代的生存环境。

只有我们彻底地颠覆这种商业模式的认知，把"人是自私的，人的本能是欲望，人类文明发展是欲望推动的"这种逻辑彻底颠覆过来，才会明白原来每一个生命内在本自具足，本自具足的生命只有一个方向，就是付出。

现在人类已经开始觉醒，有很多人已经开始做这件事情了，我在参加一个大公益机构的国际金融论坛，参与的人产生高度的共识，要共同去建立公益金融。我们知道在过去整个的金融系统，投资系统是为生态链和产业链顶端获得最高利润的这些行为投资，而这些发展带来的对社会、环境、自然的消极的影响，也就是生态链和产业链中末端的东西全部被甩给社会和弱势群体。这种愚昧、短见的发展方式，正在被人类整体的觉醒感受到，而开始进行颠覆。

公益指的是公共受益。它是对整个生态链，整个产业链，全方位的、有效的支持，有效均衡的发展。只有一个结构可以完成，就是公共受益的结构，这是大公益结构。

这种大公益结构的背后实际就是公有制，能最有效地实现提升和呈现。但是公有制在过去这个系统里面发生的很多问题，并不是公有制本身的问题，而是人类在那个时候还没有完全提升到这个境界。那种小我自私意识，还在最核心的地方起作用。

大公益时代需要的是觉醒在先，你的生命觉醒以后再做这件事儿，那你是真正在做。

传统的商业模式将被和谐共生的大公益模式取代或统御，这是必然趋势。这里并没有什么是非对错，并不是说商业游戏规则必须得抛弃。但是你用什么样的起心动念来统御这样的游戏才变得更重要。所以觉醒的生命在做商业的时候，背后的起心是服务，是利他，是一个奉献我们内在本自具足智慧的机缘，和我们内在成长的助缘了。

这里没有是非，对错，善恶，有的只是智慧。这种选择是以智慧引领下的选择，而不是因为恐惧、逃避灾难进行的选择,是因为智慧,你获得更大的自在生命状态才是本质。

大公益联盟,人类命运共同体

觉醒生命组成的大公益联盟,是人类命运共同体的共生系统。也就是说付出是生命的第一需要,将超越自私狭隘的传统经济理论。这是一个想法先要改变的时代。

在这个时空里面所有的发生只有一个原因,就是能量波的同频共振。那我们以什么作为我们人类共同存在的共生系统能量同频共振的基础呢?在三维空间,我们人类选择了利益作为一个所谓客观的同频共振这个平台。实际在三维的最高境界,人类选择的是以爱作为同频共振的。进入高维的人类的意识,要选择的同频共振点在N维(N趋于无穷大),也就是彻底觉醒的生命目标。所以当人类把未来的内在成长的同频共振点,定到最高境界的时候,那么人类在任何一个层次上呈现的和谐,都将是必然的。

当最高境界的觉醒成为人类共识的时候,我们将超越三维空间的一切题目对我们的障碍,这个时候,我们才知道每一个生命在这个大公益系统里面做到的是各尽所能。

我们在过去做公益的时候，大家都是我把钱挣足了，然后再把钱捐出去，做对社会有意义的事情，这件事情浪费能量，消耗能量。最直接的方法，就是选择你最有效的能力服务社会，这个过程就是一个自我成长觉醒的过程，同时把自己在这种服务里最优质的一部分拿出来直接服务于大公益平台。这个时候你的能力直接转化成一种公共服务。你可以保存一部分能力服务于自己的存在、生存与发展，但是把多余的部分奉献给大的平台。你用你的强项服务于社会，比用你的强项赚钱，再用钱去服务社会，其实更直接。

这样给我们一个非常重要的选择，就是选择我们的强项用于什么事业？每一个人会重新审视自己的事业是否符合生态、责任、公益这些人类的未来诉求。这时候你的转型必须呈现在这个当下，当你转型以后，你从事的事业就是人类的需求，人类觉醒的需求，人类和谐存在的需求的时候，你做好你的事情就是在做一个大公益，是各尽所能，按需分配。

因为你并不需要积累有形的财富让你获得安全感，因为你的安全感源于你对自己内在本自具足的全然的自信。

这种安全感已经不叫安全感了,它是你的内在动力,它形成的是你不断提升自己内在意识能量维度的核心底蕴。有这种底蕴的人,他在现实中的生命实践会实现一种境界叫"成所作智",也就是你可以做到心想事成。

因为什么呢?投影源在自己的内在,这个生命的践行过程就是可以实现各尽所能,按需分配。每一个生命其实都需要存在和成长的这个能量。如果能把多余的能量全部转化成服务于整个人类,建立和谐共生机制,建立人类命运共同体,这个时候真正能够实现共有共享的体系,才是人类共同的希望。

所以以付出为生命的第一需要,以各尽所能,按需分配,作为大公益联盟的基础,这样的话我们人类的未来一定是美好的,它将成为人类的共识和人类的共同的生命实践。它既包括了在我们有限空间的实践活动,同时也包括了我们内在的高维实践,也就把我们内在的智慧,跟我们现实的生命实践,每一个当下都能关联起来。所以人类将共同建立起这样的生命道场。

后记

永远不会退休的人

热血融进天地情
爱洒人间迷苍穹
生老病死应用题
命运在心转投影
成住坏空幻中行
就事论智悟中清
心开路转见光明
灵光无限达圣境

热血融进天地情，借着我们热血的生命存在，联结天地。人是通天彻地的，是联结天地的，所以在这里面我们讲"为天地连心"。当我们成为联结天地的一个顶天立地生命的时候，我们就变成了一个联结宇宙的通道，通透联结整个宇宙空间的存在。

爱洒人间迷苍穹，实际上爱是付出，以付出为第一需要，这样我们在整个的宇宙空间里面，生命就不断地呈现出一个高维的状态，大日如来的生命状态。

生老病死应用题，就是我们在现实生活中遇到的所有的生老病死的问题，全是我们生命的应用题。我们是否能够觉察这些应用题，依靠的是觉；是否能够读懂应用题，需要的是悟；完成应用题，需要的是彻悟。

命运在心转投影，也就是说我们命运的呈现来自我们的投影源，而心是投影源，所以我们通过心的转换来改变生命，改变我们生命的格局，这叫心法。万法必归于心法，万行必归于心行，真正的落地是落在心地上，并不是落在投影的像上，那些只会落在投影像上的实践，是在耽误我们自己的生命。

成住坏空幻中行，就是所有的成住坏空都是幻象，也都是我们在三维空间投影出来的。我们在这个过程中去行，去修，去觉察，去借假修真。

就事论智悟中清，不是就事论事，而是就事论智。在每一件事情，我们都要从中悟出智慧，这叫法法通道，术术含道。领悟其中的智慧，领悟其中的道，悟中清。

心开路转见光明，当我们的心打开，我们的人生随时可以因我们心念的转化，最终实现内外的光明。

灵光无限达圣境，我们的灵是高维，我们来自高维的光是无限的。所谓圣境，是指N维（N趋于无穷大）和零维的整个宇宙空间，这是一个圣境，是圆满的境界。

我现在也到了一甲子，在现实事业层面很多人这个时候也都退休了，我们做这样事业的人永远不会退休。我们会把生命的每一天当成一个提升的节点，把每一个当下当成我们提升的契机。只有在这个状态下，才能真正体验所谓的实修。真正在每个当下去读懂自己的功课、完成功课、颠覆自己的认知。这种实修会让我们时时刻刻把生命中所呈现的一切，变成我们提升的机缘，把我们进入所有的场域、场境变成我们生命的道场，把真正的佛堂、寺庙、教堂、道场修到我们自己的心里面。

刘丰

2021.1 北京

附录 学习及生活实践分享共同精进——跟随刘丰老师

经过刘丰老师的教导指点,我生命的意义由向外求,在三维世界中完成一项事业,转向向内在成就意识维度纵向提升的功德;通过践行"天下母亲觉醒"公益事业,将有缘遇到的人、事、物转化为生命共同觉醒的机缘。

——韩妙雅

2021年初参加了研修班后认识到本自具足的生命只有一个方向——付出,调整自己工作为全职义工后,活出每个当下生命内在的喜悦、自在与美好。衷心感谢宇宙全息系统!

——李吉娜

花草作画是共振大自然零维具足能量,再通过艺术创作呈现内在能量结构的美好和谐,押花的过程就是通往高维的实践。经由刘丰老师引领,构建了完整的维度空间,从而

"在押花中开启生命智慧"。

——馨宁

参加刘丰老师研修班学习系统理论后,我们在一线教育、教学有很多突破。比如学习的本质是学生的内部下载。老师只是创设教学情景引发学生的内部下载,也就是信息从潜意识到意识层面再现的过程。斯佩里左右脑分工的研究也表明人类的右脑是"祖先脑",储存从古至今人类进化过程中的遗传因子的全部信息。因此学生的信念由"我不会,学习很难"转变为"我本来就会,放松呈现"。学习效率大大提升,创造性也充分展开。希望有更多的学生和老师通过这个系统受益。

——从君博

有幸成为宇宙全息系统理论至简原理和多元文化的学习者、健行者和受益者!唤醒了自己内在生命智慧的觉醒,即正信和生命的根本意义以及使命!并凭借自身和家庭以及"心能缘"平台,健行正信即相信每个人都是本自具足的,付出是生命的第一需要;健行今生的使命即传播多元文化的集成与交响,唤醒本自具足的内在生命,实现生命的根本意义即持续不断地提升自己内在的N维(N趋于无穷大)的意识维度。

——刘模云

一灯能破千年暗,一智能灭万年愚。宇宙全息系统,在三维时空迅速崩坏的当下,点燃每个人心中那束光,唤醒每个人内在本自具足的圆满智慧,自觉,觉他,觉行圆满。感恩。

——张艳粉

研修班学习系统理论后的感悟及健行成长收获:

我能有幸成为研修班的一名学员,特别幸运,我是被眷顾的,感恩所有的遇见!在参加研修班的过程中,让我自己越来越清晰生命的意义,不断给自己的生命做一个整合,真正体悟到无同无异,本自一体,每个当下付出——健行,不断地去验证自己的本自具足。

其实每个生命是因我们自己生命的觉醒而投射到我们生命中的。当我们不断成长的时候,身边都是志同道合的人,当我们每时每刻保持在仰角的生命状态的时候,我们的生命中每时每刻都有美好的事情在发生。验证每个当下的心想事成,生命状态都是在喜悦中,这就是落地落到心地的呈现,真正地回归到投影源!

宇宙全息助我行,健行当下心唤醒。

明心见性欢喜证,开启智慧维度升。

——周婕

2019年，在我历经世间百态，跌到人生低谷时，冥冥之中，结缘了心能缘平台，开始践行每天的至简打卡。2020年找到立玮老师，他推荐我联系了德龙老师，有幸被录取参加了刘丰老师宇宙全息系统研修班。这期间在刘丰老师一对一的指导下，我找到了回家的路，明白生命的价值与意义。2021年6月，我参加研修班酿茶项目时，有幸结缘了心能缘平台李东泽老师，在他悲智双运大力支持指导下，在心能缘平台伙伴们共愿共创、精进成长、殊胜美好的历程，纵向提升、横向和谐，把酿茶真正落到每个人心地。在此期间，我明白了我是谁，我此生为何而来；更深刻领悟了科学语境这把开启所有智慧系统顶层天窗的金钥匙。启用这把金钥匙，和心能缘所有伙伴们一起，无限关联人类所有智慧系统，健行天命使命，无限拓宽内在自由度，让自己生命彻悟，影响更多生命回归。感恩刘丰老师、立玮老师、东泽老师，感恩一起协同的伙伴们，感恩所有。

——陈凤英

常想到这一纵横交互、智慧无边的景象，有时以宇宙全息的体系为名，有时幻化为任意"是名"，而在当下发出宽阔与随顺的启示。人类的丰沛与美，自由与爱尽在左右，在这恒久的契象中，安顿、纯净、和合、创生、呼吸是通透的，感应是可以到达的，这份进取将长足于生命的根源。

——杨柳

时光荏苒，伴随着精进——践行——启航的节奏，结缘宇宙全息系统理论已近两年半了。2019年10月，我走进心能缘平台。从此，我六十载对真理的渴望和求索终于有了满意的结论。人生的根本意义在于不断提升意识能量的自由度，付出是生命的第一需要，求同尊异，本自具足，中华真文，服炁辟谷，宇宙全息、空间、维度、存在等等一系列全新的概念让我耳目一新、心潮澎湃。精进2020让我对至简心法、入世心法、高维实验条件以及中华真文有了基本的了解；践行2021让我在《道德经》的系统学习中，感悟了中华文化的博大精深；启航2022我将在学习《黄帝内经》《黄帝内针》的实践中，绽放自己的生命之光！总之，经过这两年多的实践，我体验过身心合一时无与伦比的轻松愉悦，收获了身心的健康，并对自己的天命和使命有了较明确的理解。同时，也深切地感受到宇宙全息系统理论完全可以与所有智慧系统、理论体系无缝连接，也是我理解宇宙、自己、他人以及万事万物的一把万能金钥匙。感恩我投影出的美好世界！感恩一路陪伴的老师和同道人！

——田志凯

在苦苦寻觅生命意义的时候，我有幸遇到了刘丰老师。刘丰老师让我的生命重启，让我拥有了通往N维宇宙空间的方法（"用英文绘本创意课唤醒孩子的内在智慧"），让我了解到中华优秀传统文化的伟大，让我立志将中华优秀传统文化融入绘本课程中推广至全世界，使全人类感受到中华优秀传统文化的博大及其无限的包容性，让我在生命的践行中持续地验证着自己的本自具足！

发愿此生用生命影响生命，于是各种机缘以各种神奇的方式走进我的生命里。缘于与刘丰老师的遇见，更是让我有缘结缘了海内外的公益平台，让我有机会分享自己生命觉醒的故事以及育儿的感悟（孩子是来唤醒父母的），以此希望能够唤醒更多的人醒来。

还有一个非常大的收获就是在养育儿子的过程中，为儿子播撒了宇宙大道真理的种子！

感恩刘丰老师，让我的生命重启！

感恩刘丰老师，让我找到生命的意义！

感恩刘丰老师，让我成为一个觉醒的妈妈！

感恩刘丰老师，让我活在每一个当下，感受生命的喜悦！

——孙丽媛

本自具足是活法，落地有道高维行；
在在处处有良知，时时刻刻有圆满；
宇宙全息生命观，尊道贵德活榜样！

——崔素梅

加入心能缘快五年了，从身心俱疲、迷惘向外求的状态，到现在把事业、生活、关系、修行全都融合为一体，并在这个"一"中保持觉知，用行动验证生命的本自具足。在这个以付出为生命第一需要的系统里，不断融小我于无限，活出生命的丰盛与圆满。

——予雯

在生命全面崩盘的至暗期，他流淌到我的生命，像束光，指引我重新理清我与诸万物的关系；像明师，唤醒我的内在师尊。

——瑞娟

健行宇宙全息系统近一年了，它是我生命中的向导，让我在更多的时候能够保持一份纯粹的觉知和清明，不会迷失，也让我持续有力量去化解所有的缘。

——欧阳

科学语境描述的宇宙全息系统,非常简单地用横向叠加与纵向投影关系诠释了整体宇宙,个人践行体验,自己的心成为一个全息点,体验无条件付出时,心仿佛泉眼一般咕咕地流着清泉,就如N维无限的正弦波涌出;当心神内收时,心这里又仿佛成为零维,所有的念都湮灭在这一点,回归寂静。

——慈法智

刘丰老师基于对多元智慧系统的集成,用科学语境对宇宙全息系统的表达,使我们对复杂的万事万物有了一个整体性的清晰认识。商业是一个复杂的、包含着很多冲突、对立的系统。但是用刘丰老师的宇宙全息系统去看,能够清晰地看到商业的系统性,看到商业的本质,看到传统的惯性中,人们对商业的实践有很大的局限性。这种局限性的打破,使我们回到全观的视野下,看到商业的本质是服务于社会,是使得其中的员工、每一个人在商业领域获得生命的绽放。当抓住这个商业的本质,业绩的达成、利润的实现是水到渠成、必然的。抓住本质,商业实践就是一个和谐创造的过程。

——凡一

每个人最重要的是都懂自己这本书!人人都有自己的高维智慧,刘丰老师为我们破解了自我设限,连接自己的高维智慧!

刘丰老师真修实证的究竟觉醒智慧,振醒了我的大愿,振清明了我的自性!

2022年,"正大光明,家道觉醒"的新家风,也正以"合道、担当,无条件付出"的精神践行着和燎原着。

——陈惠亭

从一维、二维的点、线、面,到三维立体之美,高一维度就美无穷多倍,美是N维的存在,美同时又是零维。那么美到底是什么?

在2021年最美的夏天,遇见宇宙全息系统。感恩刘丰老师、东泽老师、立玮老师在我生命中出现,美开始真正浸润在我生命中的每一天、每个时空点。纵使在成长的路上,我依然有烦恼习气,但因为有了美的金钥匙,总能觉察自己,反观自己,遇见本自具足之美,不妄自尊大,也不妄自菲薄。美不用追求,一直都在。

——紫伶

亲爱的朋友们,虽然我们也许说着不同的语言,在不同的文化氛围中滋养成长,但是我们吸纳同样的空气,沐浴着同样的阳光。在这大千世界之中,我们本同源!不同宗教文化终将引导我们共振出人类的终极智慧。

——邢路

从0维到N维，从纵向提升到横向的繁荣；从易经的数理原理，到多元文化系统集成。感恩遇见宇宙全息的智慧！老师常说"不要停留在中间的任何一个层次"，祝愿各位读者在共振这份智慧的美妙中不断精进！

——赵浩宇

众生一体，你我如一。感恩经由宇宙全息系统开启的每一份觉知，触达的每一颗真心。浩渺宇宙间，彼此映照，当下与共。

——罗雅玲

感恩遇到刘老师和研修班同学，有缘一起学习和践行生命的内在成长。

当我们真正了解生命的时候，就会放下很多东西、认知和念，从而回归到那个安静纯粹的、零维的那个至点，它是空，是万有，是绝对的丰盛。

——刘语凡

相信世界的不可思议。活在科技昌明的今天，我们的幸运之处是，用眼睛捕捉的所谓"客观"的物质世界，微观如量子，宏观如星系，只要我们愿意去探索，都不会是一个难题，这让我们有一种简单明快的对世界的理解。但是另一方面，我们以为物质世界就是全部，当世界被科学简化之后，我们的精神世界黯然失色，在祖辈传说中飘荡氤氲着的那些神秘和诗意的东西，在现代科技发展出的高明设备的洞察之下，一切荡然无存。

我们命中注定般失去了在蒙昧时代人们在传说中所抱持的对未知世界的憧憬和希冀。恰好，这个时候，刘丰老师的科学系统的整合观，巧妙地将头脑理性认知的人类文明以纵横交错的方式完美融合且互不妨碍，让我们对高维与低维的关系认知更为清晰，我以为这本书最大的价值并不是告诉了我们多少新鲜的看待世界的视角，而是为我们保留了对世界神秘源头的敬畏却又不致流于迷信。这可能真的是造化对活在这个时代的我们的恩赐。感谢刘丰老师带给我们的启示。

——之铄

学习宇宙全息系统后，我学会了"自上而下"看问题，超越有形有象的三维世界和局限认知，以高维视角再去看待如今普遍困扰年轻人的问题"工作、车房、婚姻、未来……"种种焦虑，一切都不攻自破。所有烦恼皆是菩提，目的只有一个——唤醒我们与生俱来的高维智慧。

——范莹

刘丰老师演绎的宇宙全息律契合了当代科学语境的进程。宇宙中的任何个质点,都具足宇宙中的所有信息和它们的相互关系。一片树叶可以还原出一棵大树,也能通晓当下整体时空对应关系,叫作一叶知秋;取一粒土可以还原整片山田;一根发丝的DNA可以还原整个生命;一个能量波可以扰动整个宇宙,因为每一个能量波承载的信息都会扰动这一个质点,这个质点具足宇宙中的所有信息和它们的相互关系。从终极的智慧层面就知道了一切事物生成的因,从上往下看整体时空的能量趋势了了分明。

感恩刘丰老师告诉我,宇宙全息律是最恰好的时空对应关系,既符合事物的发展规律,也符合事物的发展趋势,叫作"顺应自然"。做好大自然的随顺,是天人全息的天人相应,随自然全息之能,对应日、月、辰,日出而作、日落而息,从而自养身体的精、气、神。简单来讲就是"合于天道",尊四季天气之变化,随自然全息之能,道法自然。

刘丰老师宇宙的全息概念的演绎,是"一以贯之"的辩证统一,是合而为一的,是整个宇宙一体化、天人合一的宇宙观。我们可以从这个全息宇宙关系里边,找到我们内在与圆满智慧之间的通道。我们经历的一切,都在给我们不同层面和谐天道的启示,成为我们内在提升的应用题。一切信息尽在其中。此中有真意,珍惜当下,深悟无常。感恩刘丰老师!

——陈世坤

(备注:因本书篇幅所限,很多朋友的感想暂未收录到书中。请大家添加"心能缘"微信公众平台关注不断呈现的每一位生命的行者。)

感恩鸣谢

有那么一群人,默默无闻地一直支持着这本书的形成、发展、完善。也许他们从不曾被看到。但却是本书呈现最最重要的那一环。祝福每一位伙伴,一起精进——活出生命的超然境界!

义工代表的留言:

读者朋友大家好,我是义工雯欣,感恩我们用这样的方式遇见,当您看到这本书的时候,不管您是否认同,您的心都已经引领您开始探索属于自己的内心之路。我和您一样在这条路上,踏踏实实一步一个脚印的兴奋喜悦地走着……

从决定做刘丰老师文字义工工作到此刻,已经两年两个月的时光。我感觉好像就是在昨天,时间已经停止了……我享受着这段旅程,感觉自己就像一个管道,输送着爱和信息,同时,也被这些承载着爱的信息深深地滋养着。

文字义工团队从开始的不到5个人,到现在稳定的20多人持续工作,不定期参与的有50多人。我和义工老师们慢慢地成为了灵魂深处的同行家人,每一位义工都在体验着这些文字内容带给自己生命的滋养、爱和流动。刘丰老师说:"生命的第一需要是付出。"义工们在用时间和生命体验着、践行着这份付出,这份爱的流动。在编辑过程中,键盘敲下的每一个瞬间都在唤醒着自己内在的智慧,喜悦丰盛。与其说义工们在付出,不如说是我们在文稿编辑中的每个当下,都在做自己灵魂的升级和净化。

在义工整理文字的路上,一次次成长的喜悦无处不在,没有感觉到疲惫,满满都是感恩和欣喜。同时,特别赞叹每一位义工老师的精进,也在这个践行的路上,见证着刘丰老师的大爱、立玮师兄的诚服、东泽老师的智慧、桂梅姐的付出、语凡老师的精进,等等。感受着50多位义工们的全然付出和热情,我在内心不由地赞叹,并更加坚定自己会一直走下去……

义工名单(排名不分先后):

王雯欣　刘语凡　张春华　张帆　季彩霞　朱小媚
唐硕　黄凡　周婕　余雪菲　曹文娟　苌萍　黄剑　悦心

杨晶晶　姜彬　刘晶　陈莎　刘文英　司琳辉　陈凤英
郝蕊　刘晓平　侯艳玲　尹嘉仪　陈宾簪　朱建斐　钱萍
李继红　卢春娟　杨熹　陈立娟　李秀梅　赵晓红　炘妍
寇凤娟　何敏玲　肖霞　苏晓华　和平鸽　张阿润　范莹
颜庆云　刘平　刘模云　贾清清　胡蓉　韩溢　丛君博
卫任　馨宁　贾翠乔　季婕　黄海英　徐健闼　赵小霞
郭森琪　朱莉　严冬　王立玮　吴超　赵浩宇　予雯　王哲
刘桂梅　邢路　陈世坤　刘国荣　罗雅玲　华海玲

感恩每一位看到本书的读者，我们一起以心结缘，共同转化为生命成长的助缘！

感恩每一位创造话题的老师，我们一起共振智慧，共同引领为慧命绽放的诗篇！

感恩每一位前台幕后的义工，我们一起健行使命，共同筑起为天命架起的天梯！

感恩一切相遇，一切发生！

心能缘
2022 年 4 月 6 日

作者简介

刘丰

心能缘平台核心发起人,多元文化系统集成倡导传播者,北京十方缘老人心灵呵护中心顾问委员会主席。近 30 年来,刘丰老师深度进入多门智慧系统及文化团体,以科学语境关联不同智慧系统共性的部分。本着"求同尊异"的原则,与当今多元化的世界和谐互动,唤醒不同背景的人开启他们自己内在的人生智慧。